王旭高醫書之一
退思集、類方歌註新編

王旭高 原著
陳祈宏 主編

馬光亞署

推薦序

這是一本中醫臨床很好的基礎用書。

中醫要在臨床上應付自如，必須接受古人許多遺留下來的學識和經驗而熟記不忘。我國歷史悠久，古人遺留關於醫藥的學識和經驗甚多，此類書籍，眞是浩如瀚海，我們怎能讀這許多呢？這一本書，將有關臨床的各種切用的理論和方藥，搜羅分類簡約地做成韻語供後人研讀，讀了這本書，可以獲得古人有關臨床理論和方藥的精華，受用無窮，甚爲方便。

記誦歌訣，是從古至今學習中醫一個最好的方法，所以清代政府詔令吳謙等編纂的「醫宗金鑑」大部份內容都附有歌訣。中醫臨床是以辨證爲先，醫宗金鑑每節都是先講「證」後講「方」，「證」與「方」都有歌訣一條，中醫不像西醫，西醫臨床，可憑儀器從容爲之，得不到結果，不開藥方，中醫憑證與脈，立時要開出藥方來，不能等待，不能臨時去翻書，否則遭人譏笑，同時西醫用藥簡便，中醫則隨證的表裡虛實不同而有變化，不能執一不變，所以一個好的中醫師，一定讀熟過不少醫藥書籍而熟記於腦，要做到這一點，就要多記歌訣。

而用韻語寫成的中醫書籍甚多，清、汪昂的「湯頭歌訣」是流行較普遍的一種，但有些韻語醫書，文句厘俗，含義膚淺，讀之令人不耐。此書作者王泰林（號旭高），是清代有名的醫學大家，作品根柢非凡，對很高深的道理，用淺顯而雅馴的文句寫出來，內容甚爲廣博，爲了便於記誦，聲韻極諧，每一節都有小註。所以，此書是不可多得的善本醫籍，大陸中醫學院教材，有一本「中醫各家學說講義」表示特別重視王氏的遺著，以其散失而深惜，講義中僅得其中「西溪書屋夜話錄」肝病證治一節。

今天其將其原著六種：「退思集類方歌注」、「醫方證治匯篇歌訣」、「增訂醫方歌訣」、「醫方歌括」、「西溪書屋夜話錄」、「薛氏濕熱論歌訣」重印問世，並將其拆成兩本以利攜帶及研讀，眞是可貴，不可輕忽視之。

其中「西溪書屋夜話錄」、「醫學芻言」等篇，對醫學有高深而特別的見解，其「肝病證治」尤爲生色之作，其中指出肝病有肝氣、肝風、肝火之別，然皆同出而異名，又因其中有侮脾乘胃、沖心犯肺、挾寒、挾瘀、本虛標實等種種之不同而有各種切合的治法，爲他書所不見者。

此書是絕版書之一，原爲故友奚南薰兄所收藏，奚兄生前以之贈我，爲我最感念的事，茲於民國七十五年將其交國際書局印行，以示寶貴之物，不敢私秘，供愛好中國醫學者研究，藉以報奚兄對我之盛情。唯年代久遠亦已絕版，幸中國醫藥大學附設醫院中醫部陳文秀醫師帶領陳祈宏醫師及其他住院醫師群策群力將其中的文稿重新編排及打字，分成兩冊，以利後世醫家的研讀，於此書付梓時特再做序以推薦之！

馬光亞 署

推薦序

這本書原來是　恩師馬光亞老師於民國七十五年於中國醫藥大學教書時，鑒於相關韻文的書難尋，加上王旭高先生的博學多聞及所編的歌訣方便好記的緣故，特將其古書重新整理付印，唯其年代距今已近二十年，原書亦已絕版，經過本院中醫部主治醫師陳祈宏，與住院醫師及實習醫師的共同研讀下，將此書重新整理並留下註解，相信對後世醫家及同學於臨床上的功力將有相當大的幫助。

陳祈宏醫師出生於中醫世家，家學淵源，尊師重道，刻苦學習，其對傳統中醫的熱誠相當令人敬佩，自願於休息時間帶領同學努力向學及增進研讀古籍的能力，並肯爲飢旱已久的台灣中醫界留下片片珠璣，其精神著實令人感佩，於此書付梓之時特做此序與以推薦，衷心希望所有的同學亦能秉持此一精神爲中醫界留下美好的傳承。

中國醫藥大學附設醫院　中醫部主任

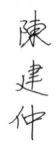

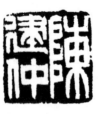

陳建仲

作者序

這本書原本是馬光亞老師所署名編輯而成，目的是鼓勵中醫學生多讀些古籍，唯編者於中國附設醫院中醫部對住院醫師及實習醫師的導讀及教學的過程中發現：一、由於是古本的關係，無論是編輯上或是字體上，對讀者的理解皆不是非常理想。二、旭高先生對傷寒金匱方劑的了解與臨床運用，相當高明，也相當淺顯易懂，對臨床實力的增加將有一定的幫助，三、旭高先生所提及的方劑相當廣泛，不僅傷寒金匱的方，其他醫家類似的方，如本事方，千金方…等皆有所著墨。基於上述幾點原因，在這本書的導讀完畢時，由總醫師吟霙、珊玉的策劃下得丹沛，心容、玄夫、薏如、玟玲、佳容等醫師的鼎力相助，將其原文打成電腦檔，其目的是希望本書能藉由重新發行，便於學中醫的醫師、學生能一窺旭高先生的經驗並得以學習。編者不才，應眾醫師要求將上課所補充之資料寫於「編者按」，本欲推辭，但後答應將其思考路徑補寫在後，其目的單純是拋磚引玉，冀望這本中醫參考書的出版，帶動中醫人看診之餘、讀書之間能寫下字字珠璣，以供後進學習，否則目前中醫書籍到處充斥著大陸醫家的著作，真正台灣本土醫家則是付之厥如。

這本書只是旭高先生眾多著作的一小部分，我們的老師：馬光亞老師、陳文秀老師除極力推崇這本書對臨床的幫助外，亦希望我們能多多出版其他的部分，我想只要大家努力，這目標應可達到的。

這本書的出版還是要感謝文興出版社的一群對中醫默默付出的文化人，畢竟有如此勇氣出版這類書籍的出版社畢竟不多！對發行人堅持傳統中醫的精神更是感佩。

前言

王旭高，清代名中醫，名奉林，別號退思居士。清嘉慶三年(1798年)二月生，無錫西門外壩橋人。幼年讀書過目成誦，博涉經史子集。12歲從舅父高錦庭學醫。他廣覽群籍，博采衆議，上自軒轅、岐伯，下至清代醫學名家，無不精讀貫通，起初從事外科，後來專力於內科雜病，且對溫病尤多關注，臨證審徵及用藥甚爲精當。學醫10年後，自己開業行醫。嘉慶、道光年間，先以瘍科問世，後又開治內科，聲譽日增，求治者衆多。

旭高先生醫術精深，醫德高尚。平日行醫遇疑難病症求治，必深思熟慮，愼重處方。其後有效與否，注意隨訪，必要時另其再診，以竟全功。故所存醫案，無不穩妥透徹。對貧窮患者，他必先行救治，不收酬金，甚至無償供藥。旭高先生一生醫著頗豐，可惜晚年避亂鄉間時，著述大多散失。後患病不起，于同治元年(1862年)八月去世，終年64歲。

其中所著的醫方歌訣，凡逾500首，註釋簡明，便於記憶，流傳頗廣，最爲人稱頌。其中《王旭高醫書六種》這本書刊於1897年，內容包括《退思集類方歌訣》、《醫方證治彙編歌訣》、《增訂醫方歌訣》、《醫方歌括》、《薛氏濕熱論歌訣》、《西溪書屋夜話錄》。

本書只選錄其中的《退思集之類方歌訣》重新膳打並增入眉批，冀從歌訣形式介紹《傷寒論》、《金匱要略》當中常用方的臨床運用。

目錄

退思集．類方歌註新編

王旭高原著
陳祈宏主編

傷寒金匱方

後漢張仲景夫子，著傷寒、金匱兩書，爲後世醫方之祖。其方治病，雖千頭萬緒，而條理不紊，方中之藥，少者僅一、二味，而又無所不包括；多者至二、三十味，而又無一味不緊切，所以謂之方祖。此卷所輯，皆其方也，間附後世數方，使人從流溯源，知夫鎔古化新之妙，學者能於此卷諸方，精思而熟讀之，應變無窮矣。

類方一：麻黃湯系

（一）麻黃湯

【主治】治太陽病，風寒在表，頭項強痛，身疼腰痛，骨節疼痛，發熱惡寒，惡風無汗，胸滿而喘，其脈浮緊或浮數者，宜此發汗。若脈浮弱，汗自出，或尺脈微遲者，俱不可服。若風寒濕三氣成痺，及冷風哮嗽最效也。

【本方】麻黃三兩去節　桂枝二兩去皮　杏仁七十箇去皮尖　甘草一兩炙

【用法】以水九升，先煮麻黃，減二升，去上沫，納諸藥，煮取二升半，溫服八合，覆取微汗，不須啜粥。

（二）麻黃加朮湯

【主治】治濕家身煩疼。

【本方】麻黃湯原方加白朮四兩

前二方之歌訣及方註

麻黃發汗之峻劑，監以桂草斯無弊：麻黃開竅發汗，性最猛烈，故以桂枝監之，不使其大汗亡陽；甘草和之，不使其劫陰脫營，如馭馬防其放逸耳。非作聖之心，何能周顧如此。

麻黃入肺杏入心，發汗必通營與衛：麻黃輕清入肺，杏仁重濁入心，仲景治太陽初病，必從心營肺衛立方也。

先煮麻黃取力專：麻黃先煮，取其力專，不僅爲去上沫已也。

不須啜粥恐留滯：不須啜粥，恐留戀麻黃之性也。

減去大棗與生薑，恐礙杏麻升降制：仲景發汗方中，每加薑棗，此不用者，以生薑橫散解肌，礙麻黃之上升，大棗緩中膩膈，礙杏仁之下降故耳，其精切又如此。

編者按：旭高先生於此持將麻黃湯與桂枝湯作一精闢之比較。

要知麻桂性辛溫，仲景原爲風寒製，無論傷寒與中風，衛實麻黃表虛桂：麻黃湯治衛

類方一：麻黃湯系

實，桂枝湯治表虛，在有汗無汗上分，不在風寒上分也。

編者按：臨床上有汗與無汗甚是難辨，**可嘗試用畏寒及骨節酸痛的嚴重程度來分，輕微者爲表虛、嚴重者爲表實。**

後人妄用治溫暑，無怪下咽人即斃：麻黃桂枝二方，原爲冬月即病之正傷寒而設，後人誤以之治溫暑，無怪乎下咽即斃也。

傷寒初病在太陽，頭項強痛此經系：頭項強痛，爲太陽經的症。

發熱惡寒無汗喘，脈浮而緊麻黃諦：以上爲麻黃湯的症要訣。麻黃治無汗，杏仁治喘，桂枝治惡寒，甘草和諸藥，無一味不緊切，故謂經方。

寸關浮弱：表虛

尺遲微：裡虛

誤汗亡陽禍不細：若浮弱微遲之脈，誤用麻黃，必召亡陽之禍。

三氣成痺用亦靈：風寒濕三氣成痺，非麻桂溫通關節，宣發寒邪不效，虛者同補氣血藥服。

冷風哮嗽還堪濟：冷風哮症，由風寒客於背俞，屢止屢作，用此散寒利肺最效。病哮喘，雖服麻黃而不作汗也。

金匱麻黃加朮湯，濕家身體煩疼詣：濕外盛者，陽必內鬱，故煩疼也。

寒濕在表汗之宜，麻朮相須功亦擠：麻黃得朮，自不至於過汗，朮得麻黃，併可以行表裏之濕，此治寒濕在表之正法也。

發散方中白朮加，海藏神朮從此例：發散方中加白朮，潔古謂之開鬼門，王海藏倣此意而製神朮散，以代麻桂，自云神妙。

安常辨論頗精明：王安常著溯洄集，辨傷寒溫熱甚悉。

活人加減休拘泥：朱肱活人書，載夏至後用麻黃湯，加減知母石膏黃芩，後學多宗其說，亦見之不明，既見暑濕何可更用麻黃。

此乃傷寒第一方，讀書勿被書瞞蔽：芸窗十則云，讀書須識正旨，眼光著紙，勿爲紙上陳言所瞞，庶幾有益。若見理不明，則書愈多而說愈雜。孟子曰，盡信書則不如無書，正謂此也。旭高案：麻黃湯或爲專治傷寒，或爲通治雜病，只緣未識正旨也。若知明爲寒傷營之主劑，非惟溫暑不取用，即邪淺在衛，亦何至於誤用，而凡寒邪在營者，何不以通用也。

（三）麻黃杏仁甘草石膏湯

【主治】治太陽溫病，無汗而喘，大熱大渴。

【本方】麻黃四兩去節　杏仁五十箇去皮尖　甘草二兩炙　石膏半觔打碎綿裹

【用法】以水七升，先煮麻黃減二升，去上沫，納諸藥，煮取二升，去滓，溫服一升。

（四）麻黃杏仁薏苡甘草湯

【主治】治風濕，一身盡疼，發熱，日晡所劇者。

【本方】麻黃半兩去節　杏仁十粒去皮尖　薏苡半兩　甘草一兩炙

【用法】右剉麻豆大，每服四錢，匕水一盞半，煎八分，去滓溫服，有微汗宜避風。

此方分兩甚輕，疑類唐人較訂金匱，加減仲景之方，非原方也，不然漢時四錢匕，以今稱計之，祇得八九分，而欲以治發熱身疼之症，有盃水車薪之誚矣。

前二方之歌訣及方註

麻杏甘草石膏湯，泄肺存陰定熱喘：麻黃湯，治寒喘也，此去桂枝而重用石膏，治熱喘也。

無汗汗出休拘泥：按傷寒論原文，本作汗出而喘，無大熱者，宜此湯。柯韻伯改作無汗而喘大熱者，頗屬理正辭明，蓋汗出何可更用麻黃，無大熱，何可更用石膏，其說良是。然以余閱歷，喘病肺氣內閉者，往往反自汗出，外無大熱，非無熱也，熱在裏也，必有煩渴舌紅見症，用麻黃是開達肺氣，不是發汗之謂，重用石膏，急清肺熱以存陰，熱清喘定，汗即不出而陽亦不亡矣，且病喘者，雖服麻黃而不作汗，古有明訓，則麻黃乃治喘之要藥，寒則佐桂枝以溫之，熱則加石膏以清之，正不必執有汗無汗也。

編者按：此乃體現仲景用藥加減之奧妙，也比較了麻黃加桂枝爲溫、麻黃加石膏爲涼之異。

暴病多從實症看：此要訣也，不獨喘病，百病皆然。

雖未明言治溫病，此湯清散頗相安：太陽病，發熱而渴，不惡寒者爲溫病，仲景雖未出方治，而此湯清散，正是治溫之法也。

除去石膏加薏苡，發熱身疼風濕搏：此與麻黃加朮法，大同小異別風寒，麻黃加朮湯，治寒濕，麻黃杏仁薏苡甘草湯，治風濕。

(五)越脾湯

【主治】治風水，惡風，一身悉腫，面目腫，大有熱色，發熱無汗，脈洪浮而渴，續自汗出，無大熱者。

【本方】麻黃六兩去節　石膏半觔打　甘草二兩炙　生薑三兩　大棗十二枚

【用法】以水六升，先煮麻黃去上沫，納諸藥，煮取三升，分溫三服。

（六）越脾加朮湯

【主治】治裏水，一身面目黃腫，脈沈，小便自利而渴者，併治風寒客於脈而不去，營氣熱腐，而內熱極，則身體津脫，腠理開，汗大泄，癘風氣，下焦腳弱。

【本方】越脾湯原方加白朮四兩

（七）越脾加半夏湯

【主治】治肺脹欬喘，脈浮大者。

【本方】越脾湯原方棗加三枚　薑加一兩　加半夏半升

前三方之歌訣及方註

越脾湯越脾中氣，發汗生津涼散委：越脾者，發越脾中之津氣而爲汗，是涼散法也。

麻石甘草棗生薑，金匱以之治風水，惡風身腫脈洪浮，面赤熱渴乃堪使：旭高案，金匱此條頗有舛錯，今方下主治，是旭高從水氣門校正刪改者。肺主皮膚，脾胃主肌肉，是風水者，乃肺脾胃三經，受風熱之陽邪，痺其營衛之氣，升降不得自如。斯水飲入胃，不能輸脾歸肺，下達膀胱，而反外溢肌膚，故一身悉腫，其證惡風發熱，脈洪浮而渴，故知爲風熱，亦嘗驗之矣。然必兼有無汗而喘見象，與此湯一服，亦未必汗出，其水反從小便去，眞匪夷所思者。

編者按：此即內經《經脉別論》所言：飲入於胃、游溢精氣、上輸於脾、脾氣散精、上歸於肺、通調水道、下輸膀胱。

裏水黃腫其脈沈，便利亡津加朮餌：水在裏當不渴，渴則可徵水去。今渴而黃腫不去，是水未去也。水未去，何以渴？小便自利，亡津液故也。蓋脾氣實者，小便利則水去。脾氣虛者，小便利則亡津，亡津令渴。病雖始於裏水，其實裏已無水，水只在皮膚中，故亦用越脾，使從表解。但加白朮一味，補脾氣生津液，以固其裏，則意無不到矣。旭高解。

營氣熱腐爲癘風，俗號大痲瘋即是，清疏營衛最相宜，加朮緣其腳弱爾：按癘風因風客久而化熱，營氣被其煽灼，血肉腐壞，故使鼻柱壞而色敗，皮膚瘍潰，即俗所謂大痲瘋是也。喻嘉言有見及此，故曰汗宜頻發，血宜頻刺，但未有其方。旭高觀此湯清疏營衛，與嘉言之說合符，石膏清熱生津液，麻黃疏風通血脈，甘草解熱毒，薑棗和營衛。若不腳弱，則白朮亦可不加。後人遇此症，絕不知用此湯，何也。

溫邪挾飲填肺中，爲脹爲喘加半治，散邪清熱越脾佳，蠲飲消痰半薑美：肺脹欬喘，爲外邪內飲相搏之症。越脾湯，散邪清熱之功多，蠲飲消痰之力少，故加半夏輔其未逮，更加薑一兩，以助半夏之功，周密之至矣。

此與青龍加石膏，佐使寒溫相對峙：此與小青龍加石膏湯，相爲對峙。小青龍湯中，有半夏無石膏，越脾湯中有石膏無半夏，觀二方所加之意。全重在石膏半夏二物，協力建功。石膏清熱，藉辛溫亦能豁痰，半夏豁痰，藉辛涼亦能清熱。前越脾加朮湯，生津止渴，藉白朮入清熱藥中。此越脾加半夏湯，下氣定喘，又藉半夏入清熱藥中。仲景加減成方，無非化裁後學矣。

又與越脾加朮湯，下氣生津分彼此，千古醫方仰仲師，一加一減皆精義。

（八）大青龍湯

【主治】治太陽中風，脈浮緊，發熱惡寒，身疼痛，不汗出而煩躁，無少陰症者。若脈微弱，汗出惡風者，不可服，服之則厥逆，筋惕肉瞤，此爲逆也。

【本方】麻黃六兩去節　桂枝二兩去皮　甘草二兩炙　杏仁四十枚去皮尖
生薑三兩切　大棗十二枚　石膏雞子大一塊打

【用法】以水九升，先煮麻黃減二升，去沫納諸藥，煮取三升，去滓溫服一升，取微汗。汗出多者，溫粉撲之。一服汗者停後服，汗多亡陽，遂虛，惡風煩躁，不得眠也。

前湯方之歌訣及方註

大青龍湯桂麻黃，杏草石膏薑棗藏，發熱惡寒太陽病，無汗煩躁力能攘：發熱惡寒，無汗煩躁八字，是大青龍著眼。

一服汗出停後服，汗多溫粉撲之良：仲景溫粉方失，明其理論可用：白芷、藁本、白朮、川芎、米粉撲之。

寒之淺者僅傷衛，風而甚者營亦傷，中風衛實因煩躁，清火發汗此方強：按風傷衛，寒傷營，中風脈浮緩，傷寒脈浮緊，是大法也。此大青龍脈症俱屬傷寒，而云中風者，全在煩躁上看出。若寒邪則但嘔逆，惟風為陽邪，乃煩躁耳。然既屬中風，而得傷寒之脈症，又何也？蓋風寒中傷，各有淺深，又各隨其人之體氣虛實而為病，是以寒之淺者，僅傷於衛，風而甚者，併及於營。衛之實者，風亦難洩，衛而虛者，寒猶不固，正是互文見意處。此湯治中風衛實之法，乃清火發汗之重劑也。

症較麻黃為尤重，預保陽明聖法彰：柯韻伯曰：此麻黃症之劇者，故於麻黃湯加味以治之也。諸症全是麻黃，而有喘與煩躁之別。喘是寒鬱其氣，升降不得自如，故多用杏仁之苦以泄氣，煩躁是熱傷其氣，無津不能作汗，故特加石膏之甘以生津。仲景於太陽經中，即用石膏以清胃火，是預保陽明之先著，加薑棗以培中氣又慮夫轉屬太陰，一汗而表裏雙解，風熱兩除，此大青龍清內攘外之功，所以佐麻桂二方之不及也。

少陰煩躁脈微弱，惡風汗出不相當：少陰亦有煩躁症，以脈微弱汗出惡風爲辨，不可服此。仲景立此方，即垂此戒，叮嚀之意深矣。

熱因寒用方堪救，誤服青龍陽必亡：少陰煩躁當熱因寒用，如四逆湯加豬膽之例，方可救其萬一，若誤服青龍，必召亡陽之禍，愼之。

編者按：陳瑞春先生認爲太陽表實實証多向陽明發展，所以其路徑爲：太陽表實（麻黃湯）→表寒鬱熱（大青龍湯）→表寒化熱（麻杏石甘湯）→純熱症（白虎湯）。

（九）小青龍湯

【主治】治傷寒表不解，心下有水氣，欬而微喘，乾嘔發熱不渴，或渴或痢，或小便不利，少腹滿者。併治溢飲，身體重痛，肌膚悉腫。

【本方】麻黃三兩去節　芍藥三兩　細辛三兩　乾薑三兩　甘草三兩

桂枝三兩　半夏半升　五味子半升

【用法】水一斗，先煮麻黃減二升，去沫納諸藥，煮取三升，去滓溫服一升。

此方有加減法，另詳余所著古方餘論中。

（十）小青龍加石膏湯

【主治】治肺脹，欬而上氣，煩躁而喘，脈浮者，心下有水氣也。

【本方】小青龍原方加石膏二兩煮法同

【用法】強人服一升，虛人減之。

前二方之歌訣及方註

小青龍湯治水氣，喘欬不渴嘔痢慰：凡水停心下之症，多喘嘔而不渴，此要訣也。其餘下痢與小便不利，或然或不然也。

薑桂麻黃芍藥甘，細辛半夏兼五味，備舉辛溫散水寒，兼用酸苦以安肺：此方專治水氣，蓋汗爲水類，肺爲水源，邪汗未盡，必停於肺胃之間，病屬有形，非一味發散所能除。故備舉辛溫以散水，兼用酸苦以安肺，於麻桂二湯內，不但留白芍之酸收，拘其發散之猛，再複五味乾薑，攝太陽之氣，監制其逆。細辛半夏，溫散水寒，從陰出陽，庶幾水從汗解而不傷陰，此發汗散水之聖方也。

溢飲水腫服之奇，發汗散水此所謂：溢飲者，水腫也。水飲外溢於肌膚，旁流於四肢，故一身悉腫。然亦必有喘咳見症，用此發汗散水，其效乃奇。

肺脹煩躁加石膏，寒溫並進斯爲貴：肺脹欬喘，多因水飲，而煩躁則挾熱邪，故於小青龍湯加石膏，寒溫並進，水熱俱蠲，於法尤爲密矣。

（十一）甘草麻黃湯

【主治】治裏水脈沈，面目黃腫，小便不利。

【本方】甘草二兩炙　麻黃四兩先煮

【用法】水五升，煎取三升，溫服一升，慎風寒。

（十二）麻黃附子湯（即麻黃附子甘草湯）

【主治】治裏水脈沈小者，屬少陰也。

【本方】麻黃三兩去節　甘草二兩炙　附子一枚泡

【用法】水七升，先煮麻黃一二沸，去上沫納諸藥煮取三升，去渣溫服一升，日三服。

甘草麻黃治裏水，水從汗解斯方美：金匱云，水病發其汗即已。

脈沈小者屬少陰，溫固必須加附子，麻得甘草緩中焦，汗不傷陰厥有旨：王晉三謂麻黃得甘草，緩於中焦，取水穀之津爲汗，則水從汗解而不傷陰，深得厥旨。

水之爲病殊多端，表裏陰陽非一致，腰以上腫當發汗，腰以下腫當分利，單單腹脹最難醫，青筋突起無生理：旭高案，前一方用甘草，內助生氣，後一方用熟附，溫固腎液，而外散水氣，則皆君以麻黃。蓋麻黃氣味輕，無微不入，故能透出肌膚毛孔之外，又能深入積痰凝血之中，凡藥力所不到之處，惟此能達之。故不特在表之風水可用，而在裏在腎之水，咸可用之也。金匱云，水病發其汗即已，而發汗之法，又各有淺深不同如此，可謂簡而該矣。然金匱又云，諸有水者。腰以下腫，當利小便，腰以上腫，當發汗乃愈，可見水病利小便一法，原不可缺，但以腰上半爲陽，及一身悉腫者爲表，當發汗耳。若單腹脹，青筋突起，爲土敗木賊之候，難治。

（十三）麻黃附子細辛湯

【主治】治少陰病，始得之，無汗惡寒，頭不痛，但欲寐，反發熱脈沈者。

【本方】麻黃二兩去節　細辛二兩　附子一枚炮

【用法】以水一斗，先煮麻黃減二升，去上沫，納諸藥煮取三升，去渣溫服一升，日三服。

前湯方之歌訣及方註

麻黃附子細辛湯，發表溫經兩法彰，無汗惡寒(與太陽同)頭不痛，脈沈欲寐(俱少陰症)少陰殃，若無發熱當溫補，(用附子湯)反熱邪猶連太陽，故用麻辛兼發表，溫經熟附恐陽亡：少陰主裏。應無表症，今始受風寒，即便發熱，則邪猶連太陽，未盡入陰，猶可引之外達，故用細辛引麻黃入於少陰，以提始入之邪，仍從太陽而解，然恐腎中眞陽，隨汗外亡，必用熟附溫經固腎，庶無過汗亡陽之慮。此少陰表病無裏症者，發汗之法也。

編者按：甘草麻黃湯、麻黃附子甘草湯、麻黃附子細辛湯皆屬太陽、少陰合病，唯不同點是進入少陰之深淺則遣方用藥亦不同。

（十四）麻黃連翹赤小豆湯

【主治】治傷寒瘀熱在裏，但頭汗出，小便不利，身發黃者。

【本方】麻黃二兩去節　連翹二兩　赤小豆一升　生梓白皮一升（可用桑白皮代之）　杏仁四十枚　甘草二兩　生薑二兩　大棗十二枚

【用法】以潦水一斗，先煮麻黃再沸去沫，納諸藥，煮取三升，分溫三服，降注雨水，謂之潦水，取其味薄不助濕熱也。

前湯方之歌訣及方註

麻黃連翹赤小豆，杏仁甘草梓皮湊，煮以潦水加薑棗，瘀熱身黃功克奏，泄濕從陰出太陽：此表裏分解法，或太陽之熱，或陽明之熱，內合太陰之濕，乃成瘀熱發黃。病雖從外之內，而粘著之邪，當從陰以出陽也。杏仁赤小豆，泄肉理濕熱，生薑梓白皮，泄肌表濕熱，仍以甘草大棗，奠安太陰之氣，麻黃使濕熱從汗而出太陽，連翹導濕熱從小便而出太陽。潦水助藥力，從陰出陽。經云，濕上甚爲熱，若濕下行則熱解，熱解則黃退也。

黃從汗解無留垢，緣其有表此方司，若無表症茵陳究：本方使黃從汗解，茵陳蒿湯使黃從下解，乃有表無表之分也。

編者按：麻黃連召赤小豆湯治有表証之黃，使黃從汗解；茵陳蒿湯治表証之黃，使黃從下解。

（十五）麻黃升麻湯

【主治】治傷寒六七日，大下後，寸脈沈而遲，手足厥逆，下部脈不至，咽喉不利，唾膿血，泄利不止者，爲難治也。

【本方】麻黃二兩半　升麻一兩一分　當歸一兩一分　知母、黃芩、萎蕤各十八銖　白朮、石膏、乾薑、芍藥、天冬、桂枝、茯苓、甘草各六銖

【用法】水一斗，先煮麻黃去沫，納諸藥煮三升，分溫三服。

前湯方之歌訣及方註

麻黃升麻湯桂枝，芍草苓冬薑朮知，玉竹黃芩歸與石，辛溫寒潤互兼施，厥陰錯雜邪難解，陰中升陽用此宜：此方升散寒潤，收緩滲泄具備，推其所重，在陰中升陽，故麻黃升麻名湯也。膏芩知母，苦辛清降上焦之津，芍藥天冬，酸苦收引下焦之液，苓草甘淡，歸朮甘溫，玉竹甘寒，緩脾胃以致津液，獨是九味之藥，雖有生津泄熱之功，不能提出陰分熱邪，故以麻桂升薑，開入陰分，與寒涼藥從化其熱，庶幾在上之燥氣除，在下之陰氣堅，而厥陰錯雜之邪可解。

吐血咽疼肢厥逆，泄利不止頗難醫，此乃傷寒之壞病，下寒上熱涉危疑：此乃傷寒之壞病，寒熱互見，上下兩傷，故藥亦照症施治，病症之雜，藥味之雜，古方所僅見。觀此可悟古人用藥，又有此一格。

編者按：此方雖雜，但可仿其方義之精神，使陽氣下行、陰氣上升、陰陽和而汗出，病乃解矣。

（十六）厚樸麻黃湯

【主治】治欬而脈浮者。

【本方】厚樸五兩　麻黃四兩去節　石膏雞子大一塊　杏仁半升去皮尖　半夏半升　五味半升　細辛二兩　乾薑二兩　小麥一升

【用法】水一斗二升，先煮小麥熟去滓，納諸藥煮取三升，溫服一升，日三服。

前湯方之歌訣及方註

厚樸麻黃湯石膏，細辛半夏味薑邀，還加小麥宜先煮，下氣祛邪止欬標，小麥甘平緩心氣，用醫心欬法殊超，欬而心痛爲心欬，倣此臨時加減調：金匱此方，不詳見症，而但云脈浮，浮爲邪氣居表，固宜驅之外散，然觀其藥品，泄熱下氣，散邪固本之功皆備，或者爲外邪鼓動下焦之水氣，故方即從大小青龍變法歟，余嘗以此湯加減，治心欬頗有效，併附及之。

附一 心欬湯

【主治】旭高新製，治心欬，欬則心痛，喉中介介如梗狀，甚則咽腫喉痺。

【本方】北沙參三錢 石膏三錢同薄荷頭研 牛蒡子錢半 杏仁三錢去皮尖 桔梗五分 甘草五分 麥冬三錢去心 半夏一錢 茯神三錢 遠志五分 小麥五錢

【用法】水三盞，先煮小麥減一盞，納諸藥煎至一盞服，痰多加川貝母，咽喉腫痛去半夏，汗多加五味子。

編者按：旭高所指之心欬與現代醫學所指的慢性鼻咽炎之臨床症狀頗爲類似，效果亦相當不錯。

前湯方之歌訣及方註

心欬湯用北沙參，牛蒡甘桔石杏仁，茯神遠志麥冬夏，小麥煎醫心欬珍：按五臟六府，皆令人欬，究不離乎肺經，此心欬一症，雖屬心火上逆，以余驗之，其始多由外感，夫外感溫邪，必先肺衛而及心營，觀經文欬則心痛句，義可推矣，逮至欬嗆不已，震動心胞之火，勢必上逆，而爲咽腫喉痺，前人謂生脈散加茯神遠志，能治心欬，遵用不甚見效，余因參入開泄肺經之藥，重用小麥，煎湯代水，治之乃驗，蓋小麥甘平，爲心之穀，緩心寧氣，大有殊功，即從厚樸麻黃湯意化出，故附於此，以就正於當世。

（十七）射干麻黃湯

【主治】治欬而上氣，喉中如水雞聲者。

【本方】射干、細辛、紫苑、款冬花各三兩　半夏、五味子各半升
麻黃、生薑各四兩　大棗七枚

【用法】水一斗二升，先煮麻黃兩沸，去沫納諸藥，煮取三升，分溫三服。

前湯方之歌訣及方註

射干麻黃湯細辛，紫苑款冬味夏朋，薑棗同煎療肺冷，欬而上氣水雞聲，酸收苦泄兼辛散，肺氣宣通痰自平：此治形寒飲冷傷肺之要方也，喉中水雞聲者，痰氣出入而嗘咯也，由肺中冷，陽氣不能宣其液鬱於肺而生聲，乃複用本經主治欬逆上氣之品，大泄陰液，宣通肺氣，射干紫苑，以苦泄之也，麻辛款夏生薑，以辛瀉之也，五味子酸以收其

正氣，大棗甘以緩其下行，則射干細辛五味之性，從麻黃外達肺經，內通肺藏，泄肺之苦，遂肺之欲，補肺之正，溫肺之陽，俾氣道平而肺得陽和之致，自無喉咯之聲矣。

（十八）古今錄驗續命湯

【主治】治中風痱，身體不能自收持，口不能言，冒昧不知痛處，或拘急不得轉側，併治欬逆上氣，但伏不得臥，面目浮腫者。

【本方】麻黃三錢去節泡去沫炒　桂枝三錢　杏仁三十枚去皮尖　石膏三錢
甘草三錢炙　乾薑三錢泡　人參三錢　當歸三錢
川芎一錢

【用法】以水三升，口取一升，溫服五合。

當薄覆脊憑几坐：坐則升發陽氣，足以敵邪外散。

汗出則愈，不汗更服，無所禁，勿當風：此亦唐人校訂金匱附方，非仲景方也，然其方頗合仲景之旨，故選之。

錄驗續命麻桂薑，芎歸杏草石參勸，中風拘急（風邪入絡）成風痱，（痱廢而不用也）今古相傳此法良：方名古今錄驗，以此曰續命者，有卻病延年之功也。

風入絡中痰火壅，驅風自必佐清涼，兼調氣血扶其正，絡痺通而拘急康：風入經絡，則內風與外風相煽，以致痰火一時壅塞，惟宜先驅其風，繼清痰火，而後調其氣血，則經脈可以漸通，此方即從大青龍加減，借川芎佐桂枝，以治風痺，乾薑佐麻黃，治寒痺，杏仁佐石膏，治熱痺，更用人參補氣，當歸活血，甘草和諸藥，蓋邪風中人身痱，必由表虛，絡脈弛縱，必由裏熱，故氣宜固，血宜活，風寒宜散，絡脈宜涼，自當內外施治，以辟邪風，非處方之冗雜也。

症既屬風風藥主，因人加減法當商，誤投溫補將邪斂，輕則偏枯重必亡：凡古聖定病之名，必指其實，既曰中風，則其病屬風可知，既爲風病，則主病之方，必以治風爲本，其中或有陰虛陽虛，感熱感寒之別，則於治風方中，隨所現之症加減之，即使正氣內虛，亦宜於驅風藥中，少加扶正之品，以助驅邪之力，從未有純用溫補者，今人一遇此症，即用參地桂附等溫補，將風火痰涎，盡行補住，輕者變重，重者必死，或有元氣未傷，而感邪淺者，亦必遷延時日，以成偏枯永廢之人，此非溫補誤之耶。

續命中風之祖劑，若無絕症用皆臧，口開眼合兩手撒，直視搖頭面赤妝，遺溺汗淋俱絕症，陰陽離決命難長：續命爲中風之祖方，苟非中臟之絕症，皆可治之，惟口開眼合，手撒鼻鼾，遺尿吐沫，直視搖頭，面赤如妝，汗出如珠，此爲絕症，則難挽求耳。

編者按：此方馬光亞先生喜治因外風引起的問題。

附二 千金小續命湯

【主治】治中風喎邪不遂，語言蹇澀，及剛柔二痙，厥陰風泄，此六經中風之通劑。

【本方】防風一錢二分　桂枝、麻黃、杏仁、川芎酒洗、白芍酒炒、人參、炙甘草、黃芩酒炒、防己各八分　附子四分

【用法】每服三錢，加薑棗煎：加減法，筋急語遲脈弦，倍人參，加薏苡當歸，去白芍，煩躁不大便，去桂附，倍芍藥，加竹瀝，身痛發搐，加羌活，日久不大便，胸中不快，加大黃枳殼。口渴加麥冬花粉，臟寒下利，去防己黃芩，倍附子，加白朮，汗多，去麻黃加朮，嘔逆加半夏，語言蹇澀，手足戰掉，加菖蒲竹瀝，煩渴多驚，加犀角羚羊角，舌燥，去桂附，加石膏。

前湯方之歌訣及方註

小續命湯桂附芎，麻黃參芍杏防風，黃芩防己兼甘草，六經風中此方通：麻黃杏仁，麻

黃湯也，治寒，桂枝芍藥，桂枝湯也，治風，參草補氣，芎歸養血，防風治風淫，防己治濕淫，附子治寒淫，黃芩治熱淫，故爲治中風之通劑，劉宗厚曰，此方無分經絡，不辨寒熱虛實，雖多亦奚以爲，汪訒庵謂此方今人罕用，然古今風方，多從此方損益爲治，旭高按此方，即從古今錄驗續命湯加減，蓋病來雜擾，故藥亦兼該也。

附三 定喘湯

【主治】治肺虛感寒，氣逆膈熱而作哮喘。

【本方】麻黃三錢　半夏三錢　款冬花三錢　桑白皮二錢蜜炙　蘇子二錢

杏仁一錢五分　黃芩一錢五分　甘草一錢　白果三十枚炒黃

【用法】加薑煎。

前湯方之歌訣及方註

定喘白果與麻黃，款冬半夏白皮桑，蘇杏黃芩兼炙草，肺寒膈熱喘哮嘗：此定喘之主方也，凡病哮喘，多由寒束於表，陽氣併於膈中，不得泄越，故膈間必有痰熱膠固，斯氣逆聲粗而喘作矣，治之之法，表寒宜散膈熱宜清，氣宜降，痰宜消，肺宜潤，此方最爲合度，白果收濇，三十枚恐太多，宜減之。

編者按：此方同麻杏石甘湯治「寒包火」之證。

附四 張元素九味羌活湯

【主治】治傷寒傷風，憎寒壯熱，無汗，頭項腰脊強痛，嘔吐口渴，及感冒四時不正之氣，溫病熱病，此解表之通劑。

【本方】羌活錢半　防風錢半　蒼朮錢半　細辛五分　川芎一錢　白芷一錢
生地一錢　黃芩一錢　甘草一錢

【用法】加生薑葱白煎：加減法。自汗，去蒼朮加白朮，胸滿，去生地，加枳殼桔梗，喘加杏仁，夏月加石膏知母，汗下兼行，加大黃，藥備六經，治通四時，用者當隨症加減，不可執一。

前湯方之歌訣及方註

九味羌活張元素，辛防蒼芷葱薑互：羌活入足太陽理游風，細辛入足少陰散伏寒，蒼朮入足太陰去濕，白芷入足陽明散風，防風葱薑，通發周身之汗。

益以芩草監辛溫：諸藥氣味辛溫，恐其僭亢，故用黃芩苦寒以監制之，甘草以調和之。

地芎入血調營故：生地川芎，引諸藥入血祛邪，即借以調營，徐靈胎嫌生地寒滯，易以當歸，甚是，宜遵之。

三陽解表通用靈，四時感冒兼能顧，此方原以代麻黃，氣弱陰虛人禁哺：張元素曰，有汗不得用麻黃，無汗不得用桂枝，故立此方，使不犯三陽禁忌，爲解表通用神方，冬可治寒，夏可治熱，春可治溫，秋可治濕，是諸路之應兵，代麻黃等湯，誠爲穩當，但陰虛氣弱之人，在所禁耳。

編者按：此方以祛風及祛濕藥所組成，易耗氣傷陰，故氣弱陰虛之人當愼用。

附五 潔古大羌活湯

【主治】治兩感傷寒

【本方】羌活、獨活、防風、細辛、防己、黃芩、黃連、蒼朮、白朮、甘草各三錢
知母、川芎、生地各一兩

【用法】每服五錢，水煎熱飲

前湯方之歌訣及方註

大羌活湯即九味，已獨知連白朮暨：即九味羌活湯加餘藥。

散熱陪陰表裏合：羌獨蒼防細辛，發表散邪，芩連防己知母芎地，清裏培陰，白朮甘草，以固中州而和表裏。

傷寒兩感差堪慰：兩感傷寒者，一日太陽與少陰俱病，則頭痛口乾而煩滿，二日陽明與太陰俱病，則腹滿身熱，不欲食譫語，三日少陽與厥陰俱病，則耳聾囊縮而厥，水漿不入，不知人，六日死，蓋以表裏陰陽俱病，故必死也，吳鶴皋曰，易老此方，意謂傳經皆爲陽邪，故以升陽散熱，滋陰養臟爲法，東垣所謂氣實而感之淺者，猶或可治也，按錢禎曰，兩感者，本表裏之同病，似若皆以外感爲言，而實有未必盡然者，正以內外俱傷，便是兩感，今見有少陰先潰於內，而太陽繼之於外者，即縱情肆欲之兩感也，太陰受傷於裏，而陽明重感於表者，即勞倦竭力，飲食不調之兩感也，厥陰氣逆於臟，而少陽復病於腑者，即七情不慎，疲筋敗血之兩感也，此言最切此病，誠發前人所未發，或爲兩感不多見者，蓋亦見之不明耳，其治法亦在乎知其由而救其本也。

編者按：陳瑞春先生認爲六經的實質爲經絡、臟腑及氣化的共同表現；今指傷寒兩感則應以文中所示的內外同病之義爲是，與現代臨床所見患者有慢性病患者犯外感之症相類似。

附六 海藏神朮散

【主治】治外感寒邪，內傷生冷，發熱而無汗者，此代麻黃湯，併治脾泄腸風。

【本方】蒼朮二兩製　防風二兩　甘草一兩炙　生薑三片　蔥白七莖

【用法】水煎服，如前症，有汗者，去蒼朮蔥白，加白朮二兩，代桂枝湯：按二朮主治略同特有止汗發汗之異耳。

附七　局方神朮散

【主治】治傷風頭痛，無汗鼻塞，及風寒咳嗽，時行泄瀉。

【本方】蒼朮二兩　川芎、白芷、羌活、藁本、細辛、炙草各一兩

【用法】每服四錢加蔥薑煎：又有太無神朮散，叔微神朮散，俱編入平胃散類。

鎮按今缺平胃散類。

前二方之歌訣及方註

海藏神朮蒼草防，蔥薑發汗代麻黃，除卻蒼蔥加白朮，太陽有汗此爲良：柯韻伯曰，此王海藏得意之方，倣仲景麻桂二湯之意，而製爲輕劑也，然此是太陰之劑，可以理脾胃之風濕，而不可治太陽之風寒，內經所謂春傷於風，夏生飧泄者宜之，若冬傷於寒，至春病瘟者，則非所宜也，今人恐麻桂峻猛，得此平和之劑，恃爲穩當，不知營衛不和，

非調和脾胃者所可代，胃家之實者，非補虛之品所能投，肝膽之相火往來，少陰之水火相射者，不得以燥劑該攝也，用方者審諸。

局方神朮蒼羌芷，芎辛藁草與蔥薑，各走一經祛風濕：太陰蒼朮，少陰細辛，厥陰少陽川芎，太陽羌活藁本，陽明白芷，各走一經，祛風發汗而勝濕，加薑蔥者助其散，用甘草者緩其中也。

風寒泄瀉總堪嘗：風藥升清，故兼能治泄瀉。

附八　衛生家寶神白散

【主治】治一切風寒初起，皆可服。

【本方】白芷一兩　甘草五錢　淡豉五十粒　薑三片　蔥白三寸

【用法】水煎：忌婦人雞犬窺探。

附九　肘後蔥豉湯

【主治】治傷寒初覺，頭疼身熱脈洪，便當服此。

【本方】蔥白一握　豉一升

【用法】水煎服。

前二方之歌訣及方註

神白散用白芷甘，薑蔥淡豉與相參，一切風寒皆可服，（婦人雞犬忌窺探）：煎要至誠，服乃有效。

編者按：婦人雞犬忌窺探之句爲警示後人此藥雖簡，但不僅是開方者、煎藥者皆應秉全誠之心，則患者自能感受到而藥到病除。

肘後單煎蔥白豉，用代麻黃功不慚：蔥通陽發汗，豉升散發汗，邪初在表，宜先服此，以解散之，可代麻黃之用，衛生加入白芷甘草生薑，其功尤捷，勿以平淡忽之。

附十　東垣麻黃人參芍藥湯

【主治】治虛人傷寒。

【本方】麻黃、白芍、黃耆、當歸、甘草炙各一錢　人參三分　麥冬三分

桂枝五分　五味子五粒

前湯方之歌訣及方註

麻黃人參芍藥湯，桂枝五味麥冬襄，歸耆甘草汗兼補，虛人外感服之康：東垣治一貧士，內蘊虛熱，外感大寒而吐血，法仲景麻黃湯加補劑，製此方一服而愈，原解曰，麻黃散外寒，桂枝補表虛，黃耆實表益衛，人參益氣固裏，麥冬五味保肺氣，甘草補脾，芍藥安太陰，當歸和血，後人用治虛人感冒頗效，若吐血衄血，麻桂究在所忌，勿因東垣之偶效，而遂信之以誤施也。

附十一　節庵再造散

【主治】治陽虛傷寒，不能作汗。

【本方】人參一錢　黃耆一錢　甘草一錢　桂枝一錢　附子炮五分

羌活八分　防風八分　川芎八分　細辛五分　煨薑五片

棗二枚　加炒白芍一撮　夏加黃芩

前湯方之歌訣及方註

再造散用參耆甘，桂附羌防芎芍參，細辛加棗煨薑煮，陽虛無汗法當諳：陶節庵曰，發熱頭痛，惡寒無汗，服汗劑汗不出者，為陽虛不能作汗，名無陽症。庸醫不識，不論時令，遂以麻黃重劑，劫取其汗，誤人死者多矣，因立此湯，以參耆甘薑桂附，大補其陽氣，佐芎羌防辛，散寒發表，加芍藥者，陽中斂陰，散中有收也。人第知參耆能止汗，而不知其能發汗，以在表藥隊中，則助表藥而解散也。此是節庵出人頭地處。

編者按：不論桂枝湯的芍藥或此方中的芍藥都擔負起「啓汗源」的重責大任，因汗爲陰液、陰不足則無汗，故用芍藥滋陰和營而助麻桂發汗。

附十二 景岳麻桂飲

【主治】治傷寒陰暑，邪不能散。此麻桂二湯之變方也。

【本方】官桂　麻黃　當歸　甘草　陳皮　生薑

若元氣大虛，陰邪難散者，當與大溫中飲，更迭爲用。

附十三 景岳大溫中飲

【主治】治陽虛傷寒，併一切四時勞倦寒疫之症。身雖發熱，時猶畏寒，即在夏月，亦欲衣被覆蓋，或喜熱湯，或兼嘔泄，但六脈無力者，此爲元陽大虛，正不勝邪之候，所謂溫中自可散寒，即此方也。

【本方】熟地　人參　肉桂　白朮　當歸　柴胡　麻黃　炙草　乾薑

如氣虛甚加黃耆，陽虛甚加附子。

前二方之歌訣及方註

麻桂飲中歸草陳，加薑煎服汗津津：但取津津微汗透出爲度。

傷寒陰暑邪難散，用此醫之效若神：旭高按，此亦麻桂二湯之變方，較海藏神朮散，尤爲得旨。當歸陳皮入發汗藥中，是調血而理氣，蓋汗由血化，亦必氣機通達，而後能透出。凡患傷寒，體氣稍虛者，當引用之。

編者按：景岳金水六君煎（二陳湯 ⊕ 當歸、熟地）的組方原則亦同此說。

大溫中飲再加朮，人參熟地柴胡倫：大溫中飲，即麻桂飲加參柴地朮。

脈細畏寒陰氣勝，陽虛溫托始回春：凡陽虛陰勝，非用溫中托邪，則寒凝日深，必致不救。按方中柴胡熟地，與溫中之義不符，嘔惡泄瀉者，非所宜也，必與附子同用，庶乎不寒不滯。

類方二：桂枝湯系

（一）桂枝湯

【主治】治中風傷寒。太陽病，頭項強痛，發熱惡風惡寒，鼻鳴乾嘔，脈浮弱，汗自出者。雜病自汗盜汗，虛瘧虛痢，皆可治之。若脈浮緊而無汗者，不可用。酒客及亡血家，雖病風寒而汗出者亦忌之。

【本方】桂枝三兩去皮　芍藥三兩　甘草二兩炙　生薑三兩　大棗十二枚擘

【用法】水七升，煮取三升，去滓，溫服一升，服已須臾，歠熱稀粥以助藥力。

前湯方之歌訣及方註

桂枝湯方是解肌：太陽篇云，桂枝本爲解肌，明非發汗也。

芍藥甘草薑棗維，歠粥漬形充胃氣：桂枝本不能發汗，故須助以熱粥，充胃氣以達於肺，肺主皮毛，汗所從出，是漬形爲汗也。觀於此可知傷寒不禁食矣。

調和營衛汗斯滋：此方桂芍相須，薑棗相得，是調和營衛之方，營衛和則汗自出，故曰解肌。

中風傷寒太陽病，虛瘧：調和營衛之功。

虛痢：和陽斂陰之效。

編者按：曹穎甫先生認爲此方爲傷寒論最重要的補劑。

悉治之，大凡發熱脈浮弱，惡寒汗出最相宜：桂枝一味，治太陽發熱惡寒之的藥，因脈浮弱汗自出，故加白芍斂陰護營，生薑佐桂以解表，大棗佐芍以和裏，更用甘草和諸藥，凡發熱惡寒，脈浮弱汗自出者，合此症即用此湯，勿拘風寒雜症也。

若然無汗脈浮緊：是痲黃症。

酒客血家切忌施：無汗忌酸斂，酒客忌甘，血家忌辛熱，故皆不可用。

夏月黃芩加入劑，改名陽旦湯宜知：夏月用桂枝湯加黃芩，名陽旦湯。

（二）桂枝加桂湯

【主治】治傷寒，燒針令其汗，針處被寒核起而赤者，必發奔豚，氣從少腹上衝心者，灸其核上各一壯，與此湯。

【本方】桂枝湯原方加桂二兩

編者按：桂枝加桂湯之加桂爲肉桂，以鎮腎水邪逆之氣。

桂枝加桂治奔豚，氣從少腹上衝心：奔豚病象如此。

太陽藥：桂枝湯，太陽經藥也。

治少陰病：奔豚病，少陰腎邪上逆也。

病起燒鍼寒氣侵，水邪實由外寒召，重散外寒便泄陰：用太陽經藥，治少陰病者，水邪上逆，實由燒針外召寒入，故仍從表治，惟加桂二兩，不特禦寒，且制腎氣，又藥味重則能達下，凡奔豚病，此方可加減用之。

（三）桂枝加芍藥湯

【主治】治太陽病，下之後，因而腹滿時痛者，屬太陰也。

【本方】桂枝湯原方加芍藥三兩

（四）桂枝加大黃湯

【主治】治太陽病，下之後，腹中大實痛者，屬陽明也。

【本方】桂枝加芍藥湯內更加大黃一兩

桂枝加芍湯和裏：此用陰和陽法。

升舉陽邪出太陰，病本太陽醫誤下：誤下引邪入於太陰。

因而腹痛此方斟：雖見太陰症，而太陽之症尚未罷，故仍用桂枝湯，但加芍藥三兩，監桂枝深入陰分，升舉太陽陷入太陰之邪。

大實痛者陽道實：腹滿時痛，不過傷太陰之氣，大實痛，則邪氣結於太陰，而轉屬陽明之燥實矣。

桂枝湯內大黃臨：此雙解表裏法也，大黃入於桂枝湯中，欲破脾實而不傷陰也。大黃非治太陰之藥，脾實腹痛，是陽中燥屎不去，顯然太陰轉屬陽明，故以薑桂入太陰升陽，分殺太陰結滯，則大黃入脾，反有理陰之功。俾燥屎去而陽明之內道通，則太陰之經氣，出注運行，而腹痛減，不因誤下而禁下。見症施治，無不盡然。凡妄下必傷胃氣，胃氣虛則陽邪襲陰，故轉屬太陰，胃氣實則兩陽相搏，故轉屬陽明。太陰則滿痛不實，陰道虛也，陽明則大實而痛，陽道實也，滿而時痛，下痢之兆，大實而痛，燥屎之徵，桂枝加芍藥，小試建中之劑，桂枝加大黃，微示調胃之方。

（五）桂枝加附子湯

【主治】治太陽病，發汗太過，遂漏不止，其人惡風，小便難，四肢拘急，難以屈伸者。併治寒疝腹痛，手足冷，身疼不仁。

【本方】桂枝湯原方加附子一枚泡

前湯方之歌訣及方註

桂枝加附急溫經，止汗回陽即救津：此治外亡陽，而內脫液。熟附雖能補陽，終屬燥液，仲景以桂枝湯輕揚力薄，必藉附子剛烈之性，直走內外，急急溫經復陽，使汗不外泄，正以救液也。

漏汗（汗出不止）**仍復惡風者**（表邪未盡），**溲難**（津液少）**肢急**（陽虛液脫骨屬不利）**可回春：**漏不止，與大汗出同，若無他變症，仍與桂枝湯。若形如瘧，是玄府反閉，故加麻黃，此玄府不閉，故加附子。若大汗出後，而大煩渴，是陽陷於裏，急當滋陰，故用白虎加人參。此漏不止，而小便難，四肢拘急，是陽亡於外，急當扶陽，故用桂枝加附子。仲景辨症之確，用藥之精如此。

（六）桂枝加黃耆湯

【主治】治黃汗發熱，兩脛自冷，身體疼重，汗出而渴，從腰以上有汗，腰下無汗，汗沾衣，色正黃如柏汁，腰髖弛痛，如有物皮中狀，劇者不能食，身重而煩躁，小便不利，宜此主之。併治諸病黃家脈浮者。

【本方】桂枝湯原方加黃耆二兩

前湯方之歌訣及方註

桂枝加耆治黃汗：因汗色黃，故病即名黃汗。

身熱脛冷心煩亂：濕傷於下，故脛冷，濕上甚爲熱，故身熱心煩。

腰髖弛痛：腰下無汗之故。

小便難：濕熱交混，氣機不化。

汗出但從腰上半，和其營衛以祛邪，濕鬱皮中從汗散：此方治濕鬱皮中，陽氣內鬱，而又表氣不固，故用黃耆固表氣，桂枝湯宣陽氣和營衛，令黃從汗解也。

假令諸黃其脈浮，此方亦可相參贊：浮爲在表，當從汗解，若脈沈者，又當利其小便。

黃汗沾衣色正黃，致病之由濕熱斷，歷節風水頗相同，臨證推求理自判：黃汗與歷節相似，但歷節一身盡熱，黃汗則身熱而脛冷，又與風水相似，但風水惡風，黃汗不惡風爲異，且歷節風水，汗色不黃，爲可辨也。

（七）黃耆桂枝五物湯

【主治】治血痺，陰陽俱微，寸口關上微，尺中小緊，外證身體不仁，如風痺狀。

【本方】桂枝湯去甘草加薑三兩　黃耆三兩

前湯方之歌訣及方註

桂枝五物治血痺，黃耆芍藥棗薑比，脈微細緊是陽虛，臥出風吹病之旨：經曰，臥出而風吹之，血凝於膚爲痺。

狀若風痺身不仁：風痺則走注疼痛，血痺則不痛，而但不仁爲異。所謂營氣虛則不仁也。

因其脈細宜煎此，此祛風固表和營衛，陽氣宣通痺自已：旭高按，此方以桂枝湯加重生薑，佐桂枝領黃耆行陽通痺，既以祛風，且以固表，庶幾血中之風出，而血中之陽氣，不與之俱去。不用甘草者，欲諸藥周衛於身，不欲留頓於中也。然金匱又別出一條云，血痺之症，宜針引陽氣，令脈和緊去則愈，蓋血中之邪，始以陽氣傷而得入，終必得陽氣通而後出，而痺之爲症，血既以風入而痺於外，陽亦以血痺而止於中，故必針引陽氣，令脈和緊去乃愈。以是知血分受痺，必以宣通陽氣爲首務矣，此五物湯和營之滯，助衛之行，亦針引陽氣之意。以脈陰陽俱微，故不可針而可藥，經所謂陰陽形氣俱不足者，勿刺以針，而調以甘藥也。

編者按：勿刺以針，因針易耗氣，對陰陽氣俱虛之人當慎之、禁之，謹以甘藥和之便可。

（八）桂枝加厚朴杏仁湯

【主治】治太陽病，下之後，微喘者，表未解故也。

【本方】桂枝湯原方加厚朴二兩炙去皮　杏仁五十枚去皮尖

前湯方之歌訣及方註

桂枝朴杏治寒喘：麻黃湯治表寒之喘，此湯治裏寒之喘。

下氣消痰溫散攢，寒氣留中邪在表：此因下後寒氣留中，肺氣失降，猶幸表邪未解，故祇微喘，仍用桂枝湯解表，但加厚朴溫胃散寒，杏仁定喘下氣。

鼻鳴不渴始相安：按此方治喘，必外有頭痛鼻鳴，形寒畏冷，口無燥渴等因，始可服之。

編者按：此頭痛鼻鳴即桂枝湯之證，故此方應用之前題即是有桂枝湯證加上咳喘。

（九）桂枝去桂加苓朮湯

【主治】治太陽病，服桂枝湯，或下之，仍頭項強痛，翕翕發熱，無汗，心下滿痛，小便不利。

【本方】桂枝湯去桂枝加茯苓白朮各三兩

此方宜入五苓散類。

前湯方之歌訣及方註

桂枝去桂加苓朮，約陰利水行陽綴：苓芍約陰利水，甘棗培土制水，薑朮行陽化水，爲利中焦水氣之法。

汗下亡津水飲停，胸滿溺濇病之訣，以其無汗去桂枝：頭痛發熱，桂枝症仍在也，而去桂枝者何也，以解肌或下，邪未能去，而津液已傷，故反無汗，則不宜更用桂枝辛溫燥液，以發其汗矣。心下滿則加白朮，小便不利則加茯苓，此乃亡津液而有停飲者也。

小便通時汗斯徹：凡表未解者，必當先解其表，此因小便不利，故專利其小便，俾小便利則邪亦從而解矣，所謂發汗利小便，爲治太陽兩大法門，以此夫。

（十）桂枝加芍藥生薑人參新加湯

【主治】治傷寒發汗後，身疼痛，脈沈遲者。

【本方】桂枝湯原方芍藥生薑各增一兩　加人參三兩

前湯方之歌訣及方註

桂枝新加人參湯：曰新加者，申明表邪未解，無補中法，今因脈沈遲而始加，故曰新加，更妙在薑芍各加一兩，不使人參有實邪之患，仍是和營衛法。仲景方一絲不亂如此。

補中益氣以和陽：人參補中益氣，桂枝和陽解肌。

身疼（表邪未盡）**脈息沈遲者**（氣虛已甚）**體虛過汗始堪嘗**：邪未盡宜表，而氣虛不能勝散藥，故用人參。凡素體虛而過汗者，方可用。

（十一）桂枝加葛根湯

【主治】治太陽病，項背強几几，汗出惡風者。

【本方】桂枝湯原方加葛根四兩先煮　桂枝芍藥各減一兩

桂枝湯中加葛根，太陽邪乍及陽明：喻嘉言曰，太陽而略兼陽明，則以方來之陽明為重，故加葛根。

几几：音殊，引頸難伸之象。**汗出惡風者，斷入陽明是定評：**張元素曰，桂枝湯加葛根，所以斷太陽入陽明之路，若太陽初病，便服葛根，是反引邪氣入陽明也，慎之。餘義詳葛根湯。

（十二）桂枝去芍藥湯

【主治】治太陽病，下之後，脈促胸滿者。

【本方】桂枝湯原方去芍藥

（十三）桂枝去芍藥加附子湯

【主治】治太陽病，下後，脈促胸滿，而微惡寒者。

【本方】桂枝湯去芍藥加附子一枚炮

前二方之歌訣及方註

桂枝去芍湯和陽，誤下中焦陽氣傷：芍藥專益陰氣，桂枝湯去芍藥者，誤下陽虛，濁陰必僭於中焦，故去芍藥之酸寒，存一片陽和甘緩之性，得以載還中焦陽氣，成清化之功。

胸滿脈促邪猶在：中虛而表邪仍在，故仍用桂枝。

微惡寒加附子良：微惡寒，則陽亦虛矣，故加附子，以杜亡陽之機。

（十四）栝樓桂枝湯

【主治】治太陽病，身體強，几几然，脈反沈遲，此爲痓也，宜此主之。

【本方】桂枝湯原方加栝樓根四兩：喻嘉言曰，栝樓爲君，分兩當重，桂枝爲臣，分兩當減。其意頗通。

前湯方之歌訣及方註

栝樓桂枝湯治痓，桂枝湯內栝樓進，太陽症備項背強，脈反沈遲痓將振：太陽之脈本浮，今脈沈遲，故曰反，沈遲非內寒，乃營衛之行不利，津液少而經脈滯，故知將欲作痓也。

痙爲風病亦津傷：古稱痙爲風強病，然風行必燥，津液必傷。

風自宜驅津必潤：桂枝湯和營衛以驅風，栝樓根濡津液而治痙。按傷寒項背強，几几，汗出惡風者，用桂枝加葛根湯，其脈必浮數，爲邪風盛於外也；此身強几几然，脈反沈遲，爲風淫於外，而津傷於內，故用桂枝則同，而一加葛根以散表，一加栝樓根以滋內，則不同也。

（十五）桂枝甘草湯

【主治】治發汗過多，其人叉手自冒心，心下悸，欲得按者。

【本方】桂枝四兩去皮　甘草二兩炙

【用法】水三升，煮取一升，頓服。

前湯方之歌訣及方註

桂枝甘草補心陽，止汗除煩功獨良：此方採取桂枝之半，便另有精義。桂枝複甘草，是辛從甘化，爲陽中有陰，故治胸中陽氣欲失。且桂枝輕揚走表，佐以甘草，留戀中宮，載還陽氣，仍寓一表一裏，故得外止汗而內除煩。

發汗過多心下悸，悸而欲按是陽亡：發汗不誤，誤在過多。汗爲心之液，多則心氣虛，故悸而欲按，此乃陽虛之輕者，甚而振振欲僻地，則當用眞武湯矣。

編者按：**桂枝甘草湯針對心陽虛，而天王補心丹針對的是心陰虛之證型。**

（十六）半夏湯及散

【主治】治少陰咽痛。

【本方】半夏洗、桂枝去皮、甘草炙各等分，各別搗篩已，合治之：各研另稱，則分量准。

【用法】白飲和服方寸匕，日三服，若不能散服者：咽痛能嚥者用散，不能嚥者用湯。以水一升，煎七沸，納散兩方寸匕，更煎三沸，下火令小冷，少少嚥之。

前湯方之歌訣及方註

半夏散湯：此一方二法，咽痛能嚥者用散，不能嚥者用湯。

桂甘草，少陰咽痛服之好：此即桂枝甘草湯加半夏一味，但分兩不同，便治症迥別。後人何得以古方輕於加減也。

身不發熱脈細微，惡寒欲吐方堪搗：按少陰病三字，所該者廣，必從少陰諸現症，細細詳審，然後咽痛知爲少陰之咽痛，否則何以知其非君相火炎，與風溫燥火之咽痛耶。此方所主咽痛，脈必緊細，身不發熱，必惡寒欲吐，咽雖痛而不紅腫。蓋陰寒之氣上逆，濁痰痺阻咽喉，故用半夏之辛溫，豁其痺阻之痰濁，桂枝之辛熱，散其上逆之陰寒，緩以甘草之甘平，和以白飲之穀味，使少陰之邪，由經脈而出肌表，悉從太陽開發，則桂枝半夏治咽痛，庶無劫液之虞。

編者按：1仲景治少陰咽痛共有五方，除半下散及湯治寒痛外，豬膚湯、甘草湯、桔梗湯、苦酒湯皆治以熱痛。2少陰咽痛與外感風熱的咽痛有很大差異，最大不同即紅腫與不紅腫之異，外感風熱會咽腫。3和以白飲之義同桂枝湯啜熱粥藉穀氣從中以達外。

（十七）芍藥甘草湯

【主治】治傷寒脈浮，自汗出，小便數，心煩微惡寒，腳攣急者。併治腹中不和而痛之神方。

【本方】芍藥四兩　甘草四兩炙

【用法】水三升，煮一升五合，分溫再服。

（十八）芍藥甘草附子湯

【主治】治傷寒發汗，病不解，反惡寒者，虛故也。

【本方】芍藥三兩　甘草三兩炙　附子一枚炮

【用法】水五升，煮一升五合，分溫三服。

前二方之歌訣及方註

芍藥甘草湯平劑：此亦桂枝湯之變，偏於營分，純一不雜之方也。

和營止（腹）痛功無比：氣血不和，肝木乘脾則腹痛。白芍酸收苦泄，能行營氣而瀉肝木，甘草甘緩，能和逆氣而補脾土，甘酸相合，甲己化土，故爲治腹痛神方。

芍藥功專止汗煩：芍藥和營益陰，功專止煩，煩止汗亦止，故傷寒論反煩，更煩，與心悸而煩者，皆用之。

心煩腳攣陰虛致，腳筋攣急屬陽明：兩足胻陽明居其六行，故腳攣急屬陽明。

不從標本從中治：芍藥止煩汗，甘草緩攣急，斯合乎陽明不從表本，從乎中治之法。

又有芍甘附子湯，汗後而反惡寒使：腳攣急，與芍藥甘草湯，是治陰虛。此汗後反惡寒，是陰陽俱虛，故加附子。

編者按：1古云：芍藥甘草湯爲補陰第一方，此陰即謂陰血，是謂血得補則筋有所養，則不拘攣。若效不佳，可加麥門冬、天內冬。2一云此方之芍藥可白芍與赤芍同用，以增其功效。

（十九）桂枝去芍藥加蜀漆龍骨牡蠣救逆湯

【主治】治傷寒脈浮，誤以火迫劫之，亡陽驚狂者。

【本方】桂枝湯原方去芍藥加蜀漆三兩洗去腥　牡蠣五兩熬　龍骨四兩

【用法】右爲末，以水一斗二升，先煮蜀漆減二升，納諸藥，煮取三升，去滓溫服一升。

（二十）桂枝甘草龍骨牡蠣湯

【主治】治火逆下之，因燒針煩躁者。

【本方】桂枝一兩　甘草一兩　龍骨二兩　牡蠣二兩

（二十一）桂枝龍骨牡蠣湯

【主治】治失精家，少腹弦急，陰頭寒，目眩髮落，脈極虛芤遲，爲清穀亡血失精，脈得諸芤動微緊，男子失精，女子夢交。

【本方】桂枝湯原方加龍骨牡蠣各三兩

【用法】水七升，煮三升，分三服。

前三方之歌訣及方註

桂枝去芍加蜀漆，龍骨牡蠣救逆湯：古人治傷寒，有火熨水攻之法。

火迫心經陽欲越，肢寒汗出必驚狂：按亡陽驚狂，必有肢寒汗出見症。

神明散亂行將脫，固脫安神此劑彰：火迫心經之陽，非酸收可安，故去芍藥，而用龍牡鎮攝，藉桂枝蜀漆，疾趨陽位，以救卒然散亂之神明。故先煮蜀漆，使其飛騰，劫去陽分之痰，并賴其急性，引領龍牡，從陽鎮驚固脫。方寸無主，難緩須臾，故曰救逆。徐靈胎曰，此與少陰汗出之亡陽迥別，蓋少陰之亡陽，乃亡陰中之陽，故用四逆輩，回其陽於腎中，此以火迫劫汗，亡其陽中之陽，故用安神之品，鎮其陽於心中，各有至理，不可易也。

桂甘龍牡湯同意，火逆燒鍼煩躁良：鎮其陰氣，散其火邪，上下同治。前方驚狂，治重在心，故用蜀漆，此無驚狂，故蜀漆不用，其症大段相同。

金匱桂枝龍骨牡，失精亡血夢交嘗，脈微遲芤陰陽弱，鎮攝精神使斂藏：此心腎不交，精傷氣竭，神不斂藏之症。桂枝湯外感用之能祛邪和營衛，內傷用之能補虛調陰陽，加龍骨牡蠣，收斂其浮越之神，固攝其散亡之精。

編者按：臨床上使用桂枝甘草龍骨牡蠣湯治療燙傷，效堪倚。

（二十二）小建中湯

【主治】治虛勞裏急，悸衄，腹中痛，夢失精，四肢痠疼，手足煩熱，咽乾口燥等症。併治黃疸，小便自利，及傷寒陽脈濇，陰脈弦，腹中急痛，又傷寒二三日，心中悸而煩者，並主之。

【本方】桂枝湯原方芍藥加三兩　　加膠飴一升

【用法】水七升，煮三升，去渣納飴，更上微火消解，溫服一升，日三服。

（二十三）黃耆建中湯

【主治】治虛勞裏急諸不足。及傷寒汗後身疼，表虛惡寒，脈遲弱者。

【本方】小建中湯原方加黃耆一兩半

附一 千金當歸建中湯

【主治】治產後諸虛不足腹中痛引腰背，少腹拘急者。

【本方】小建中湯原方加當歸三兩

前三方之歌訣及方註

小建中湯芍藥多，桂薑甘草大棗羅，更用飴糖建中氣：於桂枝湯重用芍藥，加飴糖，義偏重於酸甘，專和血脈之陰，僅能建中焦營氣，故曰小。

陽虛勞損：徐靈胎曰，此治陰寒陽虛脈遲之虛勞，正與陰虛火旺之病相反，庸醫誤用，害人甚多。此咽乾口燥，乃津液少，非有火也。

疸黃瘥：此脾虛發黃之症，觀方下所云，小便自利，非濕熱可知矣。

陽濇陰弦腹急痛：中宮之陽氣虛，則木來乘土，故陽濇陰弦而腹痛。

不瘥更與小柴和：腹痛服建中，治太陰不愈者，更與小柴胡治其少陽，疏土中之木也，以陰脈弦，故用此法。

悸煩無熱方堪服：悸而煩，爲虛煩可知，故用建中，以補心脾之氣，蓋梔子湯治有熱之虛煩，此治無熱之虛煩也。

嘔家禁與用毋訛：酒家忌甘，嘔家亦忌甘。

黃耆建中補不足，表虛身痛效無過：此因過汗虛其衛陽，故汗後身痛，用此湯固衛氣以和營則愈。

又有當歸建中法，產後諸虛屬婦科：黃耆建中，補中益衛氣，當歸建中，補中益營氣。

編者按：飴糖即今之麥芽糖，除和血脉之陰建立中焦營氣外，其旨在補中焦之虛。

（二十四）桂枝芍藥知母湯

【主治】治諸節疼痛，身體尫羸，腳腫如脫，頭眩短氣，溫溫欲吐。

【本方】桂枝四兩　芍藥三兩　甘草、麻黃、附子各二兩
白朮、防風、知母各四兩　生薑五兩

【用法】水七升，煮二升，溫服七合，分三服。

前湯方之歌訣及方註

桂枝芍藥知母湯，甘朮麻黃薑附防：此桂枝湯合朮附湯，去大棗，加麻黃防風知母。

濕熱外傷肢節痛，上衝心胃嘔眩攘，腳氣衝心爲惡候，漢時已有此方詳：旭高按，此與腳氣衝心之候頗同，諸家謂唐以前無腳氣，勿致思爾。金匱云，諸肢節疼痛，身體尫

羸，腳腫如脫，後人不知脫字之音義，遂置此條於不論，故此方從未有詮釋之者，抑知脫字北音讀作腿字，試一提出，則形瘦頭眩短氣，豈非多因腳腫之所致耶，腳腫至如腿則病非一日矣。揆其致病之由，金匱於此方左右，論列數條，一則由汗出入水，熱爲寒鬱，一則由風血相搏，血爲風動，一則由飲酒汗出當風，風濕相合，更推及筋骨並傷，營衛俱微，身體羸瘦。獨足腫大一條，而殿之曰，假令發熱，便爲歷節，則知風寒濕三氣，無不因虛阻襲筋骨，而歷節腳氣，總由風寒濕三氣而成，爲同源異流之症，但以獨足腫爲腳氣，諸節痛爲歷節焉耳。是方用麻防薑桂，宣發衛陽，通經絡以驅外入之風寒，附子白朮，煖補下焦，壯筋骨而袪在裏之寒濕，然三氣雜合於筋骨血脈之中，久必鬱蒸而化熱，而欲束筋利骨者，必須滋養陽明，故又用芍甘知母，和陽明之血，以致太陰之液，斯宗筋潤機關利，而腳氣歷節可平，平則眩嘔悉已矣，此爲濕熱外傷肢節，而復上衝心胃之治法也。

附二 新製桂枝黃耆鼈甲湯

【主治】治久瘧營虛衛弱，汗多洒淅惡風。

【本方】桂枝一錢　白芍一錢　炙草五分　黃耆生一錢　防風一錢

秦艽一錢　當歸一錢　鼈甲酥炙三錢　浮小麥三錢　薑一片　棗一枚

【用法】水煎。

前湯方之歌訣及方註

桂枝黃耆鼈甲湯，秦艽芍藥草歸防，浮麥棗薑療久瘧，營虛衛弱汗多嘗：旭高治一人，病後元氣未復，復感風邪，舍於腠理，與衛氣并居，而病爲瘧，發於夜而汗多，余思瘧發於夜，是邪在營分，營氣不能與衛氣和諧故多汗惡風，宗仲景桂枝湯，合玉屏風散，參入秦艽鱉甲湯意，一服而汗減，三劑而瘧輕，轉方減去黃耆防風秦艽，複入四君，調理十日全愈。後凡用治久瘧營衛虛微，而邪仍留戀者，隨症加入補氣血藥一二味，少佐柴胡以提之，無不應手輒效。然其中用法，自有操縱之妙，有連服數劑者，有間日服一劑者，或有今日服此方，明日服消導藥一劑，後日再服此方者，蓋久瘧之人，脾胃虛薄，飲食稍有不節，便生脹滿，故藥必疏補兼施，此又管窺之一得，敢以質之高明。

編者按：此方組成之方義適用於大病初癒的遣方用藥之原則。

類方三：桂麻各半湯系（兩方合爲一方、內經謂之複方）

（一）桂枝麻黃各半湯

【主治】治太陽病，得之八九日，如瘧狀，發熱惡寒，熱多寒少，其人不嘔，清便自可，一日二三度發，脈微者，正虛也，面色反有熱色，身癢如蟲行皮中，邪未解也，以其不得小汗出故也，宜此汗之。

【本方】桂枝湯麻黃湯，各取三分之一，合爲半服。

編者按：臨床上取方可用桂枝湯加麻黃、杏仁以成桂麻各半湯。

（二）桂枝二麻黃一湯

【主治】治太陽病，服桂枝湯後，大汗出，風乘汗入，玄府反閉，形如瘧狀，日再發者。

【本方】桂枝湯二升，麻黃湯一升，合爲三升，分再服。

（三）桂枝二越脾一湯

【主治】治太陽病，發熱惡寒，熱多寒少，脈微弱者，此無陽也，不可發汗。

【本方】桂枝湯二分，越脾湯一分，和二升，溫服一升。

前三方之歌訣及方註

桂枝麻黃湯各半，助正驅邪小發汗，太陽如瘧脈雖微，熱多無汗仍須散：太陽如瘧，脈微爲陰陽俱虛，汗吐下皆在所禁。然熱多寒少，面有熱色，身無汗，膚癢如蟲行皮中，以邪氣怫鬱在表，欲自出不得，雖脈微不可發汗，而熱多無汗，又不得不汗，故立此法，助正之力，侔於散邪，但取小汗即已，庶無大汗亡陽之慮。

風瘧緣何屬太陽，因其止作無間斷：太陽如瘧，一日二三度發，不似少陽之瘧，一日一發也。因風邪客於皮膚中，欲出不出，故止作無定，後人因名之曰風瘧。

又有桂二麻一湯，主治略同微有判，此因有汗桂枝多，發散之功更和緩：此與各半湯意略同，但此因大汗出之後，故桂枝略重而麻黃略輕。

若夫桂枝（二）越脾（一）法，體虛邪亦輕微按，無陽是亡陽分津，脈弱熱多義當玩：此無陽與亡陽不同。無陽者，即陽分亡津之謂。蓋其人本非壯盛，而邪氣亦輕，故身有寒熱，而脈微弱，若發其汗，必致有叉手冒心臍下悸之變，故用桂枝湯四分之二以行陽，越脾湯四分之一以行陰，行陰者，發越脾氣而行胃中之津，俾陽和津生而脈復，令得似汗而解。蓋凡暴病發熱，脈雖弱而治從外感，久病脈弱，熱雖盛而治從內傷，此其要也。**尤在涇**曰，桂枝湯不特發散邪氣，亦能補助正氣，以其方甘酸辛合用，具生陽化陰之妙，與麻黃合劑，則能盡麻黃之力，而并去其悍，與石膏合劑，則能資石膏之益，而不撓乎權，雖是麻石並行，而實以桂枝爲主，蓋非滋養營衛，則無以爲發汗散邪之地耳。凡正氣不足，邪氣亦微，而仍須得汗而解者，宜於此三方取則焉，後人不能盡桂枝之用，而求之人參歸地之屬，立意則同，而用藥懸殊矣。

(四) 桂枝去芍藥加麻附細辛湯

【主治】治氣分，心下堅大如盤，邊如旋盃，水飲所作。

【本方】即桂枝去芍藥湯，合麻黃附子細辛湯。

【用法】水七升，煮麻黃去沫，納諸藥煮二升，分溫三服，當汗出如蟲行皮中則愈。

前湯方之歌訣及方註

桂枝麻附細辛湯，去芍原來是複方，心下如盤堅大者，水寒結聚此能攘。又方枳朮爲湯飲：枳朮湯亦治此症，歌訣另編。

法別陰陽義益彰：喻嘉言曰，心下胃之上也，胃中陽氣不布，心下乃爲水飲之陰占據，雖總一陽氣之權不伸所致，然有陰陽二候。陽氣虛而陰氣乘之，結於心下，必用桂枝湯去芍藥之酸寒，而加麻黃附子細辛，共散胸中之水寒，以少陰主內，水寒上入，即從少陰溫經散寒之法而施治也，所以方下云，當汗出如蟲行皮中則愈，可見胃中之陽不布，即胸中之陽亦虛，胸中陽虛，并衛外之陽亦不固，故其汗出時，如蟲行皮中，尚顯陽氣滯濇之象。設非桂麻辛薑，協附子之大力，心下水寒，能散走皮中乎，水寒散斯重雲見晛，而心下之堅大者，豁然空矣。其有陽邪自結於陽位，陰寒未得上入者，但用枳朮二味，開其痰結，健其脾胃，而陽分之陽邪，解之自易易耳。金匱雖未明言，究竟氣分之水，不越此陰陽二治也。

（五）柴胡桂枝湯

【主治】治傷寒六七日，發熱微惡寒，支節煩疼，微嘔，心下支結，外症未去者。

【本方】柴胡四兩　黃芩、人參、桂枝、芍藥、生薑各一兩半　甘草一兩
半夏二合半　大棗六枚

【用法】水七升，煮三升，溫服一升。

小柴胡合桂枝湯，太少二陽合病方，和其營衛通津液：二湯合用之功如此。

肢節煩疼（太陽症）**痞嘔**（少陽症）**康**，太陽熱重寒輕者，脈弱陽微宜此匡，

陽微切勿重發汗，誤汗傷津陽必亡：太陽熱多寒少，脈弱無陽之症，仲景主以桂枝二越婢一湯。柯韻伯曰，脈弱陽微，不可發汗，何得更用麻黃石膏，重竭其陽，審症用方，惟柴胡桂枝湯爲恰當。

編者按：以上爲二方合而爲一成爲複方，常爲後世醫家所沿用，效果相乘，唯應視其病機，審慎使用。

類方四：葛根湯系

（一）葛根湯

【主治】治風寒在表，頭項強痛，背亦強，牽引几几然，脈浮無汗惡風，而下利者，併治太陽病，無汗而小便反少，氣上衝胸，口噤不得語，欲作剛痙。

【本方】葛根四兩　麻黃三兩　桂枝二兩　芍藥二兩　甘草二兩　生薑三兩　大棗十二枚

【用法】水一斗，先煮麻黃葛根減二升，去沫納諸藥，煮取三升，去渣服一升，覆取微汗，不須啜粥。

（二）葛根加半夏湯

【主治】治太陽陽明合病，必自下利而兼嘔。

【本方】葛根湯內加半夏半升先煎

前二方之歌訣及方註

葛根湯內麻黃勦，二味加入桂枝湯：即桂枝湯加麻黃，倍葛根以去營實，小變麻桂之法。

輕可去實因無汗：徐之才曰，輕可去實，麻黃葛根之屬是也。

有汗加葛無麻黃：即桂枝加葛根湯一條，治症與此同，但彼因汗出，故無麻黃，此因無汗，故加麻黃也。

項背几几太陽病，纔及陽明用此方：此治太陽之邪纔及陽明之方。

此方併可醫剛痙：無汗爲剛痙，有汗爲柔痙。

口噤頭搖背反張：痙病之象如此。

表有風寒下利者：解表則下利自止，此爲表實下利，而非裏實故也。

兼嘔宜加半夏良：太陽陽明合病下利，用葛根湯，兼解兩經之邪，若嘔者加入半夏一味以止嘔，隨症立方，各有法度。

本草葛根除大熱：大熱乃陽明之症，故用之耳。

升津止渴痢相當：葛根甘涼生津，體輕而升，能引胃中清氣上行，故凡口渴下利多用之。

正陽明病何嘗用：葛根治陽明經病表藥，若陽明府病，當下不當汗，故仲景于正陽明病篇中，無葛根之方。

易老東垣尚未詳：易老東垣，分經定藥，以葛根爲陽明主藥，未分經府，是其說尚有未詳也。

編者按：本經疏證：葛根同厚朴，可由裏透外使病邪可從裏達外，所以亦可治胸悶之證，因爲太陽內主胸中、外合皮毛，由內達外使胸中之氣能解而不悶。

（三）葛根黃芩黃連湯

【主治】治太陽病，桂枝症，醫反下之，利遂不止，脈促表未解，喘而汗出者。

【本方】葛根八兩　甘草二兩　黃芩三兩　黃連三兩

【用法】水八升，先煮葛根減二升，納諸藥，煮取三升，分溫再服。

前湯方之歌訣及方註

葛根黃芩黃連湯，甘草四般治二陽：太陽誤下，邪入陽明。

解表（葛根）**清裏**（芩連）**兼和胃：**（甘草）

喘汗脈促痢爲良：此條喘汗爲輕，下利不止爲重，故藥亦先治其利，但下利乃寒熱虛寔俱有之症，脈促急者，則爲熱邪無疑。表雖未解，則不當用桂枝之辛熱，故用葛根之甘涼以解表，因喘汗而利，用芩連之苦以堅陰，甘草不特和胃，且以和表裏也，若脈微弱，則屬桂枝人參湯症矣。

編者按：鄭欽安云：葛根芩連湯可治出血症如前陰或後陰的出血（尿血、崩漏等）。

附一 節庵柴葛解肌湯

【主治】治太陽陽明合病，目痛鼻乾，不得臥，頭痛惡寒無汗，脈浮而洪。

【本方】柴胡　葛根　羌活　白芷　黃芩　赤芍　桔梗　甘草　石膏　生薑　棗

前湯方之歌訣及方註

柴葛解肌湯節庵：節庵自云此代葛根湯。

羌膏芷桔芍芩甘，三陽經病邪居表，合解三陽法可參：按此湯以羌葛柴胡並用，而石膏黃芩等為佐，乃統治三陽經表症，寒將化熱之法，若謂太陽陽明合病，則柴胡尚不宜用，而節庵用之何也。

附二 錢仲陽升麻葛根湯

【主治】治陽明傷寒，中風，頭疼身痛，發熱微惡寒，無汗口渴，目痛鼻乾，不得臥，及陽明發斑，欲出不出，寒暄不時，人多疫症。

【本方】升麻三錢　葛根二錢　芍藥二錢　甘草一錢炙

【主治】加薑煎

前湯方之歌訣及方註

如頭痛加川芎白芷：川芎為通陰陽氣血之使，白芷專治陽明頭痛。

身痛背強加羌活防風：此兼太陽故加二藥。

熱不退，春加柴胡黃芩防風：春為少陽司令，柴芩少陽經藥。

夏加黃芩石膏：清降火熱。

頭面腫，加荊芥防風連翹白芷川芎牛蒡石膏：升散解毒。

咽痛加桔梗：清肺利咽膈。

斑出不透，加紫草茸：紫草涼血，用茸取其升發。

脈弱加人參，胃虛食少加白朮，腹痛倍芍藥。

升麻葛根芍藥草：此即仲景葛根湯，去麻桂加升麻，轉溫散為涼散，乃後人超出之方也。

升散陽明表症好：葛根湯治太陽將入陽明之表，此湯治陽明自病之表。

微寒壯熱與頭疼：太陽表病初起則惡寒甚，且發熱而仍畏寒，陽明表症初起則微惡寒，及至壯熱則寒不復惡矣，又太陽則頭項痛，陽明則頭額眉稜骨痛，此爲辨也。

熱迫下利均堪保：暴注下迫，皆屬於熱，此因邪熱內陷於太陰，是表寔裏虛，故用升葛升陽散表，白芍斂陰，甘草和裏，表解裏和，下利自止。

亦治時疫與陽斑：升麻甘草解毒之功。

痘疹已出愼勿擣：痘疹初起，熱自內達表，故亦宜於涼散，若已出者勿用，恐升散重虛其表也。

附三 景岳歸葛飲

【主治】治陽明溫暑，大渴大熱，津液枯涸，陰虛不能作汗等症。

【本方】當歸　乾葛

【用法】水煎，以冷水浸涼，徐徐服之，得汗即解。

前湯方之歌訣及方註

歸葛飲須冷水浸，陽明溫暑時邪甚，陰虛無汗渴而煩，服此汗流功獨任：旭高按，葛根湯用芍藥收陰，是監麻葛之發汗也，此用當歸養血，是助乾葛以爲汗也，葛根湯症，表尙惡寒，故藥以溫散，此症表裏俱熱，故以藥冷飲，所謂生津自能作汗，清裏亦能解表，爲治溫暑之大法，此葛根湯之變局，又白虎湯之先著也。

類方五：瓜蒂散系

（一）瓜蒂散

【主治】治實積寒痰，塡塞上脘，胸中痞硬，寸脈微浮，氣逆上衝咽喉不得息，或心下滿而煩，饑不能食，手足厥冷，脈乍緊者，或飲食入口即吐，心中溫溫欲吐，復不能吐，始得之手足寒，脈弦遲者，及卒然發黃，胸滿氣喘，命在須臾，皆宜用此。

【本方】瓜蒂　赤小豆　熬黃各等分

【用法】別擣爲末，取一錢匕，以香豉一合，用熱湯七合，煮豉作稀糜，去滓取汁，和散溫頓服之。吐時須令閉目，緊束肚皮，吐不止者，蔥白湯解之，良久不吐者，含沙糖一塊即吐，諸亡血虛家老人產婦，俱不可服：此爲峻劑，故詳審叮嚀如此，按瓜蒂時珍綱目不載，故後人不知爲何物，遂致此藥廢棄，遇當吐之症不吐，因而夭枉者多矣，可勝悼哉，不知瓜蒂及神農本草苦瓠之蒂，治面目四肢浮腫，下水令人吐，正是此物，即今夏月之菜瓜帶苦味者一種是也，去瓤及蒂，漬於醬內，爲家常啜粥之小菜，但有甘苦二種，苦瓜之蒂則吐耳，無錫東門楊氏，貨水腫黃疸藥，令口鼻中出黃水則愈，甚有奇效，疑即是此，今世所謂名醫者，反不知用，即知之而亦不敢用，噫是誠何心哉。

瓜蒂散中赤豆豉，逐邪涌吐最神奇：此酸苦涌泄重劑，以吐胸寒者，邪結於胸，不涉太陽表實，只以三味爲散，煮作稀糜，留戀中焦以吐之，能事畢矣，瓜蒂性升，味苦而涌，赤豆性酸斂，味苦而泄，恐其未必即能宣越，故複以香豉湯陳腐之性，開發實邪，定當上越而吐矣，眞奇方也。

實積寒痰塡上脘，胸中痞硬脈弦遲：脈弦遲或乍緊者，寒實也。

饑不欲食手足冷，欲吐不吐無寧時：皆寒格於上，熱不得越之故。

此皆瓜蒂之見證，亡血虛家切忌施：亡血虛家而吐之，則虛陽上越，有厥脫之危。

又有急黃：卒然發黃，明日急黃。

與水腫，可將此藥鼻中吹：或加丁香吹鼻更妙。

上者越之爲效捷：病在上者，因而越之，比汗下爲效爲捷。

長沙以後少人知：仲景以後之醫，但知汗下而不知吐法，知吐法之妙者，不過數人而已。

附一 子和三聖散

【主治】治卒中痰迷壅盛，癲狂煩亂，人事昏沈，五癇，痰潮痰厥，頭痛，及食塡太陰，欲吐不出。

【本方】瓜蒂、藜蘆、鬱金等分爲末，酸虀水調：量人虛實服之，以鵝翎探吐。

附二 綱目參蘆散

【主治】治虛人痰潮壅塞。

【本方】人參蘆研末，水調下一二錢，或加竹瀝和服。

附三 千金燒鹽探吐方

【主治】治傷食痛連胸膈，痞硬不通，手足逆冷，尺脈全無，通治霍亂蠱毒，冷氣中惡。

附四 丹溪倒倉法

【用法】食鹽（燒）以熱湯調飲，以指探吐或用熱童便調服，更佳。

【主治】中年無病人，用此法行一二次，大能却疾養壽。
【本方】黃牡牛肉肥嫩者二三十斤
【用法】切碎洗淨，用長流水桑柴火煮之爛濾去滓，取淨汁，再入鍋中，文武火熬至琥珀色則成矣，擇一靜室明快不通風者，令病人先一夜坐其中，每飲一鐘，少時又飲，積數十鐘，病在上者必吐，病在下者必利，病在中者吐而且利，視所出物可盡，病根乃止。吐利後必渴，不得與湯，其小便必長，取以飲之，名輪迴酒，非惟止渴，兼滌餘垢，行後倦臥覺饑，先與米飲，次與稀粥，三日後方與厚粥軟飯菜羹，調養半月一月，精神煥發，沈疴悉痊，須戒色慾半年，戒牛肉數年。

前湯方之歌訣及方註

三聖瓜蒂除豉豆：瓜蒂散中去香豉赤小豆。
加入藜蘆鬱金湊，此吐實熱與風痰：瓜蒂吐實熱，藜蘆鬱金吐風痰。
五癇癲狂痰厥咎：五癇昏迷，癲狂迷亂，皆痰之咎。
虛者參蘆一味投：人參補陽中之陰，蘆反瀉陰中之陽，亦猶麻黃之根節不同。
劇痰烏附尖方透：丹溪治許白雲，用瓜蒂三聖之屬，屢吐不透，後以漿水和烏附尖服，始得大吐。

千金尚有燒鹽方，一切積聚功能奏：鹽能軟堅，可破頑痰宿積，炒之則苦，故能涌吐，更用童便引火下行，上越下行，塞者通矣，千金云，凡病積聚，宜先服此，大勝用藥。

丹溪倒倉法甚奇，黃牛肉汁推陳垢：朱丹溪曰，牛坤土也，黃土之色也，以順爲德，而法健爲功者，牡之用也，肉胃之藥也，液無形之物也，積聚久則形質成，依附腸胃迴薄曲折之處，以爲窠臼，豈銖兩之丸散所窺其藩牖乎，肉液充滿，流行無處不到，如洪水泛漲，浮莖陳朽，皆順而下，不得停留，凡屬積滯，一洗而空，澤枯潤槁，補虛益損。寧無精神煥發之樂乎。王綸曰，牛肉補中，非吐下藥，借補爲瀉，以瀉爲補，此方傳自西域異人，眞奇方也。

吐法從來誰擅長，子和張氏爲魁首：張子和長於用吐，據云吐痰之法，自有操縱卷舒，不得浪用，一吐不已，而再而三，非有膽敢者，不能知也，又云，諸汗法古方多有之，惟以吐發汗者，世罕知之，不知吐中就有發散之義，故余嘗曰，吐法兼汗以此。

附五 外臺霹靂散

【主治】治痴癲病痰迷心

【本方】雄黃、雌黃、人言、冰片、牛黃各五分　生山梔二十枚　急性子一錢
生綠荳一百八十粒

【用法】先將綠豆冷水洗去皮，同餘藥各生曬乾爲末，大人用七分，十五六歲者用四分，或粉麵糕餅令其食，少頃吐出頑痰爲妙，晚以稀粥補之。

前湯方之歌訣及方註

霹靂散治癡癲病，涌吐風痰泄濁陰：內經癲病，分骨筋脈三種，難經謂重陰者癲，明係痴癲是臟病，多由肝經風痰上逆於心，迷亂神明，故宜涌而吐之，破泄陰霾之氣。

雌雄西黃冰急性，人言綠豆山梔尋：重用菉豆山梔，所以解砒毒也。

若然不吐吞糕餅，鼓舞陽明氣上臨：方中雖用菉豆解人言毒，然有服之其毒內攻而不吐者，又必以食物如粉麵糕餅，鼓舞胃氣，則無不吐者矣，山梔輕揚上浮，急性子下氣透骨，雄黃入肝之陽分，殺精辟鬼，雌黃入肝之陰分，祛風殺蟲，牛黃入肝藏，引風外出，冰片入骨髓，搜風可盡，人言燥烈劫痰善吐，剛猛毒藥，無微不入，即有固結頑痰，亦必倒倉吐出，其神明得以歸舍而清矣。

附六　嚴氏用和稀涎散

【主治】治中風暴仆，痰涎壅盛，氣閉不通，先開其關，令微吐稀涎，續進他藥，亦治喉風牙關緊閉。

【本方】皂角四挺去皮弦炙　白礬一兩

【用法】共爲末，溫水調下五分，或加藜蘆。

附七 通關散

【主治】卒中痰迷，用此吹鼻。

【本方】皂角去皮弦炙　細辛等分研末吹

前二方之歌訣及方註

稀涎皂角白礬班，或益藜蘆微吐間：不可令大吐，但使咽喉疏通，能進湯藥便止，若盡攻其痰，則無液以養筋，令人攣急偏枯，此其禁也。

風中痰升人眩仆，當先服此通其關：白礬酸苦能涌泄，鹹能軟頑痰，皂角辛能通竅，鹹能去垢，專制風木，藜蘆吐風痰，善通頂，令人嚏，此奪門之兵也，風初中時，痰盛宜先用此，令吐稀涎，續進他藥。

通關散用細辛皂，吹鼻得嚔保生還：有嚔者可治，無嚔者爲肺氣已絕，不治。

附八 子和甘草常山散

【主治】吐瘧痰。

【本方】即稀涎散加甘草常山藜蘆

附九 如聖散

【主治】治纏喉風痺，牙關緊閉。

【本方】即前方去甘草常山加雄黃爲末嗃鼻：或以杜牛膝擣汁灌之。

前二方之歌訣及方註

甘草常山吐瘧痰：常山善吐瘧痰，得甘草則功更捷。

藜蘆皂角白礬參，若除常草雄黃入，喉風痰壅此能探：喉風脹急，湯水難進，必先吐去其痰，續進他藥，余友陳正陽謂白礬酸濇難堪，不如易以月石，甚有道理，併識之。

附十 王晉三吐蠱散

【主治】吐五蠱

【本方】白礬　建茶　土常山　馬兜鈴根　雄黃　刺蝟皮灰　桑枝汁
蒜汁　赤雄雞翅下血　敗鼓皮灰　甘草節蔴油浸

【用法】右等分，研末，每服五分，以吐爲度。

前湯方之歌訣及方註

吐蠱散中用白礬，建茶草節土常山，兜鈴：以上五味，皆攻毒涌越之品，再以甘草載引於上，甘苦同行，必發吐矣。

蒜汁：純陽制五陰之毒。

桑枝汁：殺腹內蠱，專制蜈蚣毒。

刺蝟皮灰：制五蠱之神。

敗鼓班：敗鼓以其久鳴而敗，能令病人自言造蠱者之名。

雄雞翅血：入血而性升，善袪伏風，解蛇蝎蜈蚣之風毒。

雄黃等：解五蠱之毒。

五蠱生災盡可刪：五蠱者，蛇蠱，蜥蜴蠱，蜣螂蠱，蜈蚣蠱，草蠱是也，按周禮有秋官庶民，掌除毒蠱者，蠱之爲害，由來久矣，其法以諸蟲同蓄一器，任其互相吞啖，存者即以爲蠱，中其毒於飲食中，能蝕人臟腑，發症難以名狀，緩治即無生理，千百年來，大抵皆淫亂之俗，及妄圖福利者之所爲，故其害於今猶未泯也，然有解蠱之法，使人不至於死地者，惟有吐去惡物，王晉三因採擇古人解蠱效驗藥餌，配合成方，亦補前人之所未備也。

附十二　景岳吐法：代瓜蒂三聖之屬。

蘿蔔子擣碎，以溫湯和攪，取淡湯徐徐飲之，少頃即當吐出，即有吐不盡者，亦必從下行矣。

吐法新方最平穩，搗研蔔子用宜生，溫湯和攪徐徐飲，上越還能使下行：按景岳此方，凡邪實上焦，或痰或食，或氣逆不通等症，皆可以此吐之，最爲平穩，然恐未必即吐，必以指探之，乃能上越而吐，愚意加入香豉橘紅，激而行之，則無有不吐者矣。

類方六：梔子湯系

（一）梔子豉湯

【主治】治發汗吐下後，虛煩不得眠，反覆顚倒，心中懊憹者。

【本方】梔子十四枚生用擘　香豉四合綿裹

【用法】以水四升，先煮梔子得二升半，納豉煮取升半，去滓分爲二服，溫進一服，得吐止後服。

（二）梔子生薑豉湯

【主治】治梔子豉湯證中，若加嘔者，此湯主之。

【本方】梔子湯原方，加生薑五兩，先煮梔子生薑，餘俱如前法。

（三）梔子甘草豉湯

【主治】治梔豉湯證中，若少氣者主之。

【本方】梔子湯原方，加甘草二兩炙，先煮梔子甘草，餘俱如前法。

（四）梔子乾薑湯

【主治】治傷寒，醫以丸藥大下之，身熱不去微煩者。

【本方】梔子十四枚　乾薑二兩

【用法】右二味，以水三升半，煮取一升半，去滓分二服，溫進一服，得吐止後服。

（五）梔子厚朴枳實湯

【主治】治傷寒下後，心煩腹滿，臥起不安者。

【本方】梔子十四枚　厚朴四兩薑炙　枳實四枚水浸去瓤炒

【用法】煮服法同前。

（六）枳實梔子豉湯

【主治】治大病瘥後勞復者。

【本方】枳實二枚　梔子十四枚　豉一升

【用法】以清漿水七升，空煮：又一煮法，漿水即淘米之泔水，久貯味酸爲佳　取四升，納枳實梔子，煮取二升，下豉更煮五六沸，去渣分溫再服，覆令微似汗，若有宿食者，加大黃：如博棋子大五六枚。

（七）梔子大黃湯

【主治】治酒疸，心中懊憹或熱痛者。

【本方】梔子十四枚　大黃二兩　枳實五枚　豉一升

【用法】右下味，以水六升，煮取二升，分溫三服，取微利：此不取吐而取下。

（八）梔子柏皮湯

【主治】治傷寒身黃發熱者。

【本方】梔子十五枚　甘草一兩　黃柏二兩

【用法】水四升，煮一升半，去滓分溫再服。

附一　豉薤湯

【主治】張文仲，治傷寒下利，如爛肉汁赤滯，伏氣腹痛。

【本方】梔豉湯原方加薤白一兩

梔豉湯治陽明表：太陽之表症當溫散，陽明之表症當清泄，葛根湯治太陽傳入陽明之表而無汗者，桂枝加葛根湯治太陽傳入陽明之表而有汗者，升麻葛根湯治陽明自病之表而無汗者，此梔豉湯治陽明自病之表而有汗者。

脈浮緊而咽口燥，發熱汗出不惡寒，氣喘胸滿心憹懊：以上皆陽明表症，非因誤治而得者。

虛煩反覆不得眠，胸中窒痛舌胎皓：此因汗下之後，虛其正氣，而邪熱仍擾於上焦，故胸中滿者，變爲窒痛，心中懊憹者，變爲虛煩不得眠，然仍不出陽明之表，觀舌胎白，邪熱在上焦可知。

以上皆宜梔豉療：本經梔子清胃中熱氣，綱目豉能調中下氣。

便溏勿與當參考：按梔子豉湯，清泄上焦熱邪，與腸胃亦無大害，而傷寒論云，病人舊微溏者，不可與服，未知何故，想因大腸之氣滑脫者，肺氣不可更泄也。

編者按：**便溏勿與梔鼓湯其理應是梔子這味藥苦寒，易令人瀉。**

此治溫邪之的方：按溫邪上受，首先犯肺，肺與胃近，故溫邪之症，初起便在陽明，不似傷寒之必始於太陽而後及陽明也，夫溫則宜清宜泄，而葉天士溫熱論，未出主方，但云挾風加入薄荷牛蒡之屬，挾濕加入蘆根滑石之流，試思加入何方之內，當知主治不出此方矣，但世俗治時症，不辨傷寒溫熱，不分有汗無汗，開手輒用梔豉，則又大失製方之義矣。

清洩陽明是其要：旭高謂梔子豉湯，是陽明清洩之法，不是上涌之劑，觀傷寒論梔子湯症數條，並未言及吐字，但云病人舊微溏者不可與，則梔子之性可明矣，至其方末之得吐止後服一句，焉知非衍文錯簡，編書者誤收之耶，柯韻伯謂梔子之性，苦寒泄熱，並非吐藥，惟豉之腐氣，上薰心肺，能令人吐，以瓜蒂散取用豉汁和服爲證據，不知瓜蒂本爲吐藥，其用豉汁和服者，以豉能調中下氣，恐過吐傷其中氣耳，非瓜蒂必得豉而吐也，按瓜蒂散症，心下痞硬而煩，欲食不食，欲吐不吐，是寒食併結於胸中，故引而越之，梔豉湯症，心中懊憹虛煩，與舌胎頭汗，是濕熱鬱蒸於心下，故苦以泄之，一屬有形而可吐，一屬無形而不可吐，何得混同爲吐劑哉，試令單煮瓜蒂服必吐，但服香豉則不吐，不辨可知矣，餘義見卷四雜說。

前症兼嘔加生薑：懊憹虛煩舌胎等症，**若然少氣加甘草**：嘔則加生薑以止嘔，少氣便加甘草以益氣，見證施治，古人每不出此。

梔子乾薑（湯）去豆豉，下後微煩熱不了：下後寒氣留中，故用乾薑，身熱微煩，故用梔子，不懊憹，故去豉。

又有梔子朴實湯，下後心煩（梔子）腹滿飽：厚朴枳實以泄腹滿

枳實梔豉勞復宜：勞復乃病後氣虛，餘邪猶未清楚，因勞即發，其症不一，故不著其病形惟輕清泄祛上焦之邪足矣，後人以補爲治，反致變症百出。

食復再加大黃討：此指食復之重者言耳，若宿食不甚，枳寔已能爲效。

酒疸心中熱（痛）懊憹，梔子大黃湯亦好：治疸之法甚多，此治心中懊憹熱痛者。

傷寒發熱身爲黃，梔子柏皮甘草妙：梔子柏皮以寒勝熱，以苦燥濕，已得治黃之要，而乃緩以甘草者，黃必內合太陰之濕化，若發熱者，熱已不瘀於裏，有出表之勢，汗下皆所不必，但當奠安脾土，使濕熱分解，其黃自除。梔子厚朴湯言熱，梔子乾薑湯言寒，治皆在裏，此章之治則在表也。

張文仲方豉薤梔，下利穢臭用之效：薤白辛通滑利，上能開胸痺，下能泄大腸氣滯，蓋肺與陽明藥也，前云舊微溏者不可服梔子，是指脾虛寒滑者言，此下利穢臭如爛肉汁是爲熱邪，故可用也。

編者按：鄭欽安認爲梔子豉湯因可交通心腎，故可治虛煩不得眠。

附二 叔微越桃散

【主治】治下利後，腹中虛痛不可忍者。

【本方】越桃即山梔之大者　高良薑各等分研

【用法】每服三錢，酒調下，痛立止。

前湯方之歌訣及方註

越桃梔子與良薑，等分研和酒服良，痢後腹中虛痛甚，溺紅短數始相當：痢後腹中虛痛，非有實邪，若小便清利者，此下焦有寒也，若小便短赤者，明是肺氣下鬱於大腸，積而成熱，寒熱混而痛也。

寒熱混淆因作痛，通陽泄熱痛斯忘：山梔從肺入腸，泄其鬱熱，良薑宣發胃陽，辟除冷氣，陰陽和，痛立止。

類方七：白虎湯系

（一）白虎湯

【主治】治陽明病，脈洪大而長，不惡寒，反惡熱，舌上乾燥，而煩躁不得臥，渴欲飲水數升者，及脈滑而手足逆冷，此熱厥也，亦主之，若表未解而無汗者，忌服。

【本方】石膏一斤碎綿裹　知母六兩　甘草二兩　粳米六合

【用法】右四味，以水一斗，煮米熟湯成，去滓溫服一升，日三服。

（二）白虎加人參湯

【主治】治傷寒，服桂枝湯後，大汗出，大煩渴不解，脈洪大者。併治太陽中暍，汗出惡寒，身熱煩渴，及火熱傷肺，傳爲膈消最良。

【本方】白虎湯原方加人參三兩

【用法】煮服同前法

白虎湯清氣分火：白虎湯，清陽明氣分之熱邪；調胃承氣湯，導陽明血分熱邪。

石膏知母甘草佐，而加粳米煮成湯：石膏清火，知母滋陰，甘草緩陽明之津氣，因石膏性重，知母性滑，恐其疾超於下，另設煎法，以米熟湯成，俾辛寒重滑之性，得粳米甘草，載之於上，逗留陽明而成清肅肺胃之功。

止渴除煩功用播，汗多熱盛最相宜：汗多熱盛是白虎之的症。

無汗惡寒大不妥：無汗惡寒，是白虎之大禁。

脈滑洪長舌燥乾，陽明邪熱之爲禍，縱使肢寒亦用清，此名熱厥醫休左：脈滑而四肢厥冷，內有煩渴譫語等見症，此謂熱厥，治宜清解，誤用熱藥則死。

病久津枯胃火焚，原方加入人參可，補虛清火以生津：白虎加參，功用若此。

中暑膈消力能荷：中暑即中暍，暍者暑熱之氣也，膈消即上消，消者爲能消水也。

（三）白虎加桂枝湯

【主治】治溫瘧，其脈如平，身無寒但熱，骨節煩疼時嘔者。

【本方】白虎湯原方加桂枝三兩

【用法】煮服法同。

桂枝白虎治溫瘧，但熱無寒白虎酌：但熱是陽明經熱，故用白虎清泄之。

骨節煩疼加桂枝：寒在骨節故加桂枝。

通營泄衛邪斯祛：白虎清氣分之熱邪，加桂枝一味，通營泄衛，則白虎併能清營分之熱，方義原在心營肺衛立法也。

嘔因胃熱舌無胎，白虎湯中薑汁著：胃熱作嘔，舌必無胎而口渴，集驗於白虎湯中加薑汁七匙，後人遵用效，癉瘧溫瘧，俱無寒但熱，俱嘔，而因不同，癉瘧者，肺素有熱，而加外感，爲表寒裏熱之症，緣陰氣內虛，不能與陽相爭，故不作寒也，溫瘧者邪氣內藏腎中，至春夏而始發，爲伏氣外出之症，寒蓄久而變熱，故亦不作寒也。

附一 東垣蒼朮白虎湯

【主治】治濕溫病，兩脛逆冷，胸腹滿，身疼重，發熱汗多，譫語苦渴，渴不多飲，脈沈細而數者。

【本方】蒼朮五錢　石膏三錢　知母一錢五分　甘草一錢

【用法】水二盞，煎一盞服。

類方七：白虎湯系

蒼朮白虎治濕溫：立夏後濕土司令，暑濕相搏，病成濕溫，不可發汗，治在太陰。

脈沈細（爲濕）**數**（爲熱）**好推論，身疼脛冷**（爲濕）**胸腹滿**：濕熱瀰漫三焦，氣機不達。

發熱汗多苦妄言：濕上甚爲熱，熱與濕合，鬱蒸肌表，則多汗，蒙瘅清竅，則苦妄言矣。

口燥渴而不欲飲：雖渴而不欲多飲，濕溫之義尤明。

剛柔相濟此方尊：方中甘草佐蒼朮，知母佐石膏，剛柔相濟，用以燥濕清熱，不傷臟腑之正氣，前白虎加桂枝湯，治寒化爲熱，乃太陽陽明同治之方，此蒼朮白虎湯，治濕化爲熱，乃太陰陽明同治之方，雖一味之轉旋，其義各有微妙。

（四）竹葉石膏湯

【主治】治傷寒解後，虛羸少氣，氣逆欲吐者，并治三陽合病，脈浮大在關上，但欲睡眠合目則汗，亦治傷暑發渴脈虛。

【本方】竹葉二把　石膏一斤　半夏半升　人參三兩　麥冬一升　甘草二兩　粳米半升

【用法】以水一斗，煮取六升，去滓納米，煮米熟湯成，去米溫服一升。

前湯方之歌訣及方註

竹葉石膏湯粳米，麥冬半夏草人參，三陽合病：太陽頭項痛，陽明目痛鼻乾，少陽口苦咽乾脅痛，一時並見，謂之合病。

關脈大：邪在陽明居多，故關脈浮大。

寐則盜汗此能任：三陽合病而盜汗出，是胃火盛而肝火乘之也，厥陰爲裏之闔，陽明爲表之闔，二經有火，則反開而不闔，故盜汗出，是方即人參白虎加減，大清胃火以生津，用竹葉瀉肝火，半夏通陰陽，引衛氣從陽入陰，則開闔而汗即止。

編者按：半夏這味藥可起一陰之氣，故能通陰陽。

傷寒病後留餘熱，少氣虛煩吐逆尋：此仲景治傷寒愈後調養之方也，其法專於滋養肺胃之陰氣，以復津液，蓋大病之後，必有餘熱留於肺胃之間，總宜清解，後人概用峻補，以留其邪，則元氣不能驟復，愈補愈虛矣。

止嘔或加薑更效：集驗載此方，加生薑止嘔最良。

脈虛傷暑渴宜斟：暑病有虛熱者宜之，若吐逆瞀亂之症，則誤矣。

附二 瀉黃散

【主治】治脾胃伏火，口燥唇乾，口瘡口臭，煩渴易飢，熱在肌肉。

【本方】石膏五錢　藿香七錢　防風四兩　甘草二錢

【用法】爲末；微炒香，蜜酒調服。

前湯方之歌訣及方註

瀉黃甘草與防風，石膏梔子藿香充，炒香蜜酒調和服：石膏，瀉肺胃之火，藿香辟惡去臭，甘草調中瀉熱，重用防風者，能發脾中之伏火，又能於土中瀉木也，諸藥微炒香，則能皆入於脾，用蜜酒調服，則能緩於中上，蓋脾胃伏火，宜徐徐而瀉祛，非比實火當急瀉也。

口臭唇瘡胃火衝，煩渴易饑（即中消症）**肌肉熱：**脾胃主肌肉

脾中伏火並爲功：按脾中伏火，何以不用黃連，吳鶴皋謂惡其燥者，非也，乃惡其遏也，蓋白虎湯治肺胃燔灼之火，身大熱煩渴而有汗者，此治脾胃鬱蒸之火，肌肉熱煩渴而無汗者，故加防風藿香，兼取火鬱則發之義也。

附三 景岳玉女煎

【主治】治水虧火盛，六脈浮洪滑大，少陰不足，陽明有餘，煩熱乾渴，頭痛牙疼，失血等症，若大便溏者非宜。

【本方】生石膏　熟地　麥冬　知母　牛膝

前湯方之歌訣及方註

玉女煎方熟地膝，麥冬知母石膏集：此寓補陰於清火之中，瀉黃散用防風，欲其火從上散，此用牛膝，欲其火從下達。

水虧火盛脈浮洪：脈訣，浮洪爲虛火，浮滑爲痰熱。

煩熱渴乾徵效必，頭痛牙疼失血餘，少陰不足陽明實：失血之餘，雖有煩熱渴乾等症，總由陰虛火亢，治之必須滋其陰氣，若虛甚者，加人參尤妙，此方治少陰陰虛，陽明火盛之法，若少陰陽虛陽明胃實，當用附子瀉心湯。

若然大便泄而溏，此劑非宜臨證悉。

類方八：承氣湯系

（一）大承氣湯

【主治】治傷寒陽明府症。熱邪入裏，胃實不大便，潮熱譫語，自汗出，不惡寒，反惡熱，痞滿燥實堅全具，雜病三焦大熱，脈沈實滑數者。及少陰病，自利清水，色純青，心下結痛，口乾舌燥者。亦治陽明剛痙，胸滿口噤，臥不著席，腳攣急，必齘齒。

【本方】大黃四兩酒洗　厚朴半斤炙　枳實五枚炙　芒硝三合

【用法】以水一斗，先煮樸實取五升，去滓納大黃。煮取二升，去滓納芒硝。更上微火一兩沸，分溫再服，得下止後服。

編者按：臨床上使用承氣湯類不一定要便秘的患者，而服承氣湯類後也不一定要拉肚子才能取得療效一切端視病機的變化而異。

前湯方之歌訣及方註

大承氣湯用芒硝，枳實大黃厚朴饒：大黃治大實，芒硝治大燥大堅，二味治有形血藥。厚朴治大滿，枳實治痞，二味治無形氣藥。蓋腸胃燥實，氣必不通，故攻積之劑，必用氣分之藥。其煎法先煮枳朴，次納大黃，再入芒硝，取生則氣銳而先行，熟則氣純而和緩。仲景欲使芒硝先化燥屎，大黃繼通地道，而後枳朴除其痞滿。俾燥屎去，地道通，則陰氣上承，故方名曰承氣。

救陰瀉熱功偏擅，急下陽明有七條：陽明篇中云急下之者，共有七條。當知奪陰者芒硝，而通陰者亦芒硝。故仲景既有下多亡陰之大戒，而復著急下存陰之活法。蓋陽明燥結日久，腎中眞水，爲熱邪吸引，告竭甚急，急瀉其熱，正以急救其陰也。

痞滿燥實堅潮熱：此用承氣之要訣。胸悶不食爲痞，胸腹膨脹爲滿，大便乾結爲燥，腹滿痛不大便爲實，按之石硬爲堅，日晡發熱爲潮熱。

雜病傷寒通治療：有是症則用是方，爲千古心法。

熱痢清水口乾燥：凡口乾舌燥，皆當作熱治，下利而用硝黃，是通因通用法。

剛痙腳攣齘齒要：陽明之脈，下行至足，上入齒中。腳攣齘齒，是陽明邪火極盛，加以胸滿口噤，熱邪充斥三焦矣，靈樞謂熱而痙者死，而仲景云可與此湯，乃死裏求生之法，陰氣不盡爲陽熱所劫，因而得生者多矣。

病須過經乃可下：病至七八日爲過經。

下之若早語昏囂：下早則引邪入裏，語則昏亂。

承氣原爲燥屎設，燥屎之証當詳標，汗出譫語不能食：陽明本自汗出，加以譫語，胃中燥結矣，腸胃實極，故穀食全不能入。

喘冒不臥舌乾焦：下既不通，必反上逆，而爲喘冒不得臥，舌乾焦黑，土燥水竭也。

脈滑數：爲有宿食。**而轉矢氣：**矢氣，屁氣也，燥糞下攻之徵。

此皆承氣湯宜調：以上爲用承氣之法。

惡寒：病在表。**嘔噦：**病在上焦。**俱禁用**。

直視喘高命不牢：直視喘高，陽氣欲脫，雖不大便，下之必死，戒之。

編者按：臨床上針對小孩子食慾不佳，常見的原因是舊的出不去、新的進不來，所以承氣湯類應用於納呆的患者，其效必佳，唯用量宜審慎。

（一）小承氣湯

【主治】治傷寒陽明府症。譫語便硬潮熱，上中二焦，痞滿不通。

【本方】大黃四兩　厚朴二兩薑炒　枳實三枚麩炒

【用法】水四升，煮取一升二合，分溫服。

小承氣湯朴實黃，胸腹痞硬上中強：大承氣通治三焦，小承氣不犯下焦，調胃承氣不犯上焦。

獨治胃實故曰小：大承氣湯，破中焦竟犯下焦，故稱曰大。小承氣湯，獨治胃實，故曰小。

編者按：小承氣無芒硝，調胃承氣有芒硝，因芒硝**可上承熱氣而制下**，即**徹下焦之熱**，故小承氣力專祛上中二焦之熱，調胃承氣**力專祛下焦之熱**。

去硝恐令下焦傷：不用芒硝者，恐傷下焦眞陰也。

潮熱譫言：爲胃家實。**不欲食：**爲有宿食。

雖利仍爲胃實殃：下利而仍譫語不欲食，乃燥屎宿食，不因下利而去，仍爲胃實。醫見下利，遂不復敢議下，豈未讀仲景書乎。

又有初硬後溏者：若腹不滿，不轉矢氣，此但初頭硬，後必溏，不可攻之，攻之必脹滿，不能食也。

宜否之間好審量：一則下利譫語，仍宜攻下。一則便硬腹不滿，戒不可攻。聖人立法，詳審如此。

益以羌活名三化：機要加羌活名三化湯。

中風閉實可消詳：用承氣通二便，加羌活散風邪，中風體實者可偶用，虛者不可輕投。

（三）調胃承氣湯

【主治】治熱邪結胃，胸痛心煩，口渴便秘譫語。

【本方】大黃四兩酒浸　甘草二兩炙　芒硝半升

【用法】水三升，煮一升，納芒硝化服。

編者按：陳修園云：大承氣者所以通洩大腸而上承熱氣者，故用朴實以去留滯，大黃以滌腐穢，芒硝上承熱氣。小承氣者，所以通洩小腸而上承胃氣，故微和胃氣，是承制胃府太過之氣。調胃承氣者乃調和胃氣而上承君火之熱，以未成糟粕，故無用枳朴之消留滯、此三承氣之異；承者制也，謂制其太過之氣也，故曰：亢則害，承乃制。

附一　河間當歸承氣湯

【主治】治裏熱火鬱，或皮膚乾燥，或咽燥鼻乾，或便溺閉結，或瘀血發狂。

【本方】調胃承氣湯中加當歸薑棗煎

（四）大黃甘草湯

【主治】治食已即吐。

【本方】即調胃承氣湯去芒硝

前三方之歌訣及方註

調胃承氣硝黃草，甘緩微和將胃保：用甘草緩硝黃，留中泄熱，微和胃氣，勿令大泄下，故曰調胃，非惡硝黃傷胃而用甘草也。

胸痛（熱邪已結）**不滿心中煩**：痛而不滿，邪結在血分而不在氣分。

熱結在胃陰津燥：故心煩也。

不用朴實傷上焦：不用厚朴枳實，恐傷上焦氤氳之氣，且恐辛燥重劫胃津也。

中焦燥實服之好，便秘膚燥瘀血（發）**狂，當歸承氣湯宜討**：加當歸入血潤燥，與桃仁承氣同意。

金匱大黃甘草湯，食已即吐義當考：經曰，諸逆衝上，皆屬於火，此食已即吐，是有火也。升而不降，則當逆而折之，引令下行，故用此法。若朝食暮吐，仍然完穀，是無火也，忌服。

（五）桃仁承氣湯

【主治】治太陽病不解，熱結膀胱，少腹脹滿，大便黑，小便利，燥渴。忽忽如狂，至夜發熱，及瘀血胃痛，血結胸中痛，瘧疾實熱夜發，痢疾畜血急痛。併能治敗血留經，通月事。

【本方】桃仁五十枚去皮尖　桂枝二兩去皮　大黃四兩　芒硝二兩　甘草二兩

【用法】水七升，煮二升半，去滓納硝，更上火微沸，分溫三服，當微利。

前湯方之歌訣及方註

桃仁承氣五般奇，甘草硝黃併桂枝：硝黃甘草，本皆入血分之品，即調胃承氣湯也。熱甚搏血，故加桃仁潤燥緩肝，直達血所而攻之。加桂枝者，以表未解故耳。

熱結膀胱：太陽之邪，由經入府，結於膀胱之部。

小腹滿：小腹中央，爲膀胱之部，左右爲肝之部。凡胸腹脹滿，按之不痛者，爲氣結，痛者爲血結。

如狂畜血最相宜：心主血，熱與血結，則心神不寧，故昏亂而如狂。

編者按：內經云：**血在上喜忘，血在下如狂，原意應是血結在上喜忘，血結在下如狂。**

畜血之證大便黑：熱極則黑，血凝之色亦黑。

小便自利：小便利而少腹仍滿，故知爲畜血，蓋血病而氣化無病也。

脈沈遲：血結則脈不流利，故沈微而遲。

但欲漱水不欲嚥：津不上承，故唇口乾燥，畜血在中，故不能容水，與濕熱爲病，雖渴而不欲飲同。但濕熱則舌有胎，畜血則舌無胎爲別。

此皆血症諦宜知：以上皆畜血現症。

死血瘀凝胃脘痛：脈必濇，飲下作呃。

善饑（胃火）**經閉**（血積）**並能醫**：膀胱有濕熱，非畜血也。

小便不利，肢寒者：少腹滿，手足寒，此爲冷結在膀胱關元也，當用溫藥。

非關畜血莫輕施。

（六）抵當湯及丸

【主治】治傷寒畜血，并治癥瘕，追蟲攻毒甚佳。

【本方】水蛭熬　蝱蟲去翅足熬各三十枚　桃仁二十枚　大黃三兩酒浸

【用法】湯水五升，煮三升，去滓溫服一升。不下再服。丸即以四味擣，分爲四丸，以水一升，煮一丸，取七合，服之晬時當下血，不下更服。

抵當直抵當攻處，破血攻堅仗銳師，蝱蛭桃仁大黃製：畜血久積，眞氣運行不入，故草木不能獨治其邪，必以靈動嗜血之蟲，爲之向導。飛者走陽絡，潛者走陰絡，引領桃仁攻血，大黃下熱，破無情之血結，誠有奇功，毋懼乎藥之險也。

峻攻畜血效稱奇：桃仁承氣治畜血之初結者，此方治畜血之久瘀者，病有淺深，故攻有緩急。

婦人石瘕咸堪治，說與庸愚終不知：按石瘕之症，因寒氣客於子門，氣不得通，惡血留止，其始生也。少腹有塊，大如雞卵，日以益大，狀如懷子，月事不以時下，皆生於女子，可導而下。經有明文，世醫治此症，終不敢議導下。但用養血和營，以爲穩當，不知瘀血不去，新血終不得生。若徒養血，適以添瘀，是猶養虎爲害也。余嘗遇此症，令服此丸，下污泥血塊升許，其腹脹痛稍鬆，後爲他醫所阻，終至不起，惜哉。

編者按：1旭高論此恰與今世醫喜溫補四物於經後之婦人般，竟造成子宮肌瘤或其他婦科疾患，故應了解患者體質，辨證施治，不可隨興給藥，終造遺憾之事。

2抵當湯與丸之差異以陳修園所示最佳：二者之病機皆爲瘀熱在裏，此裏是指下焦，即下焦有瘀熱，此是二方之共同病機，唯差異在於「有熱」，丸爲有熱較劇較重，但治之不可急遽，故變湯爲丸以和治其氣味，令其緩達病所。

附二 代抵當丸

【主治】治畜血，瘀血，血痛。

【本方】大黃四兩酒洗　桃仁六十枚　生地、歸尾、穿山甲、玄明粉各一兩

桂三錢

【用法】蜜丸

前湯方之歌訣及方註

代抵當丸首大黃：水蛭即馬蝗，最難死，雖火爲末，得水便活，若入腹中生子爲患，田泥和水飲下之。䖟蟲即蚊蟲，因二物善食人血，故用以治血積，但性猛有毒，人皆畏服，故更製代抵當丸。

桃仁歸尾生地勦，玄明肉桂穿山甲，攻瘀可代抵當湯：桃仁歸尾生地，潤以通之。桂心熱以動之。大黃玄明粉，苦寒鹹以推蕩之。加山甲引之以直達瘀所也。

編者按：穿山甲因保育動物不可用，可用地鱉蟲稍代之。

（七）大陷胸湯

【主治】治傷寒發熱，不發汗而反下之，表熱趁虛，入於胸中，與不得爲汗之水氣，結而不散，令心下至少腹石硬而痛不可近者。各大結胸症，其人身無大熱，但頭汗出，或潮熱燥渴，脈沈而緊。

【本方】大黃六兩酒洗　芒硝一升　甘遂一錢匕

【用法】水六升，先煮大黃取二升，去滓納芒硝，煮一二沸，納甘遂末，溫服一升，得快利止後服。

（八）大陷胸丸

【主治】治結胸項強，如柔痙狀者。併治陽明熱喘，及水腫初起形實者。

【本方】大黃半斤　葶藶子熬、芒硝、杏仁各半升去皮尖熬黑

【用法】先擣葶藶大黃爲末，納杏仁芒硝合研如脂，和散取如彈丸一枚，別擣甘遂末一錢匕，白蜜二合，水二升，煮一升，溫頓服之，一宿乃下，不下更服。

大陷胸治大結胸，大黃（滌熱蕩實）**芒硝**（軟堅破結）**甘遂從**（逐水消飲），**心腹石硬痛拒按：**結胸之的症，心下至少腹，石硬而痛不可近，較承氣症爲尤甚。

便秘焦煩燥渴供：與承氣症同。

但頭汗出脈沈緊：結胸因下早，致熱與水結，熱不外泄，而但上蒸，故頭有汗而身無汗。脈沈緊者，水遏熱伏，陽病反見陰脈。

水結胸中治亦同：結胸本無他物，熱與水氣結也。

項若強如柔痓狀，更加葶杏蜜丸攻：結胸項強，邪據太陽之高位矣，故於前方加葶藶杏仁，從高陷下其邪。蜜丸者，欲其緩攻於下也。

此泄水邪併熱實：此陷胸湯丸之總訣。

太陰寒實勿相蒙：寒實結胸，治宜溫下，誤服寒藥則死。

後賢通變斯方治，熱喘水腫有殊功：按大陷胸丸，王海藏以之治陽明熱喘，柯韻伯以之治水腫初起形實者，均收奇效。可知古方貴於活用，觸類旁通，醫之能事畢矣。

（九）麻仁丸

【主治】治脾約，大便難，小便數，關脈浮濇者，此潤腸之主方。

【本方】大麻仁二升　杏仁一斤去皮尖　白芍半斤　大黃一斤　厚朴一尺炙

枳實半斤

【用法】爲末，煉蜜丸，如桐子大，飲服十丸，日三服，漸加以利爲度。

前湯方之歌訣及方註

麻仁丸方治脾約，枳樸大黃麻杏芍，土燥津亡大便難，養液通幽蜜丸嚼：脾約爲脾土過燥，胃液日亡，故以麻杏潤脾燥，白芍安脾陰，而後以枳朴大黃承氣法勝之，則下不亡陰。法中用丸漸加者，脾燥宜用緩法，以遂脾欲，非比胃實當急下也。

（十）大黃黃連瀉心湯

【主治】治心下痞，按之濡，大便硬，而不惡寒，反惡熱。脈關上數者，心火亢盛，吐衄不止甚良。

【本方】大黃二兩　黃連一兩

【用法】右二味，以麻沸湯二升，漬之須臾，絞去滓，分溫服：此法之最奇者，不取煎而取泡，欲其輕揚清淡，以滌上焦之邪。

編者按：脈關上數者，表熱在上焦，故可治吐衄不止；其用法：麻沸湯漬之須臾，表取其氣不取其味。

（十一）附子瀉心湯

【主治】治心下痞，大便硬，心煩不得眠，而復惡寒汗出者。

【本方】大黃二兩酒浸　黃連一兩炒　黃芩一兩炒　附子一枚去皮別煮取汁

【用法】右三味，以麻沸湯二升，漬之須臾，絞去渣，納附子汁，分溫再服：此法更精，附子用煎，三味用泡，扶陽欲其熟而性重，開痞欲其生而性輕也。

（十二）大黃附子湯

【主治】治脅下偏痛，脈弦，大便難，發熱惡寒。

【本方】大黃三兩　附子三枚　細辛二兩

【用法】水五升，煮二升，分溫三服。

前三方之歌訣及方註

大黃黃連瀉心湯，心痞惡熱乃堪嘗：若心下痞惡寒者，表未解也，不可攻痞，當先解表，表解乃可攻痞。

按之自濡爲虛痞，數（脈）在關中君火強，瀉火通陰痞自化：痞有不因誤下而成者，關上脈數，係心火亢盛，不得下交於陰，而中宮受其燔灼，氣失升降而爲痞，按之自濡，是無形者也。故獨任苦寒，便可泄袪，如大黃瀉營分之熱，黃連泄氣分之熱，且大黃有攻堅破結之能，其泄痞之功，即寓於瀉熱之內。以痲沸湯漬絞其汁，取其氣不取其味，治虛痞不傷正氣也。

火炎吐衄最爲良：按吐衄之症，世醫率用寒涼止血，不知血得寒則凝，血止之後，必有瘀凝胃絡，或爲胸脅疼痛，或至夜微熱不除，而貽餘患者多矣。審其果爲實火迫血妄行，不若竟用此方，瀉火通陰，行瘀止血之爲美備也。

更加黃芩與附子，附子瀉心湯法彰，惡寒汗出亡陽兆：故用附子。

便硬心煩痞熱殃：故用三黃。

痞乃熱邪寒藥治：傷寒痞滿，從外之內，滿在胸而不在胃，多屬熱邪，故宜苦寒瀉之。若雜病之痞，從內之外，則又宜辛散也。

陽虛加附始相當：附子非瀉心之藥，心下痞而復惡寒汗出，陽氣外撤矣。若但以苦寒瀉痞，恐其虛寒驟脫，故用三黃撤三焦而瀉熱，即用附子徹上下以溫經。三黃用痲沸湯漬，附子別煮汁，是取三黃之氣輕，附子之力重，其義仍在乎救亡陽也。

大黃辛附湯同意，溫藥下之妙異常，主治脅疼脈弦緊，便難寒熱互參詳：按金匱云，脅下偏痛發熱，其脈緊弦，此寒也，以溫藥下之，宜大黃附子湯。又云，趺陽脈微弦，法當腹滿，不滿者必便難，兩脅疼痛，此虛寒欲下上也，當以溫藥服之。又寸口脈弦者，即脅下拘急而痛，其人嗇嗇惡寒也。合三條觀之，見脅下偏痛脈弦緊，爲陰寒成聚，大便難，發熱惡寒，爲陽氣被鬱，故以附子破陰寒，細辛散浮熱，大黃通便難，共成溫下之功。夫附子瀉心湯，用芩連佐大黃，以祛鬲上之熱痞，即兼附子之溫以散之。大黃附子湯，用細辛佐附子，以攻脅下之寒結，即兼大黃之寒，導而下之，此聖法昭然，不可思議者也。

寒則宜溫積宜下，後人效法好商量：許學士溫脾湯，治寒積腹痛泄瀉，即效仲景溫藥下之之法也。

編者按：1雜病之痞，由內而外，其位於胃，宜辛散之；傷寒之痞，由外而內，其位於胸，宜苦寒瀉之2以上凡陷胸湯或瀉心湯類皆傷寒誤治之救治方。

（十三）大黃蟅蟲丸

【主治】治五勞虛極羸瘦，腹滿不能飲食，食傷、憂傷、飲傷、房室傷、飢傷、勞傷、經絡營衛氣傷。內有乾血，肌膚甲錯，兩目暗黑者，用此緩中補虛。

【本方】大黃十兩蒸　黃芩二兩　杏仁一升　桃仁一升　地黃十兩
乾漆一兩　蝱蟲一升　水蛭百枚　蠐螬百枚　䗪蟲半升
芍藥四兩　甘草三兩

【用法】蜜丸小豆大，酒服五丸，日三服。

前湯方之歌訣及方註

䗪蟲丸：䗪蟲破堅通絡行傷，大有神功，故方名表之。

治乾血勞：喻嘉言曰，此乾血勞之良方也，手足脈相失者宜之。

大黃（從胃絡宣瘀潤燥）。**地黃**（滋腎燥）。**芩**（清肺衛）。**杏**（潤心營）。**桃**（補肝虛）。**芍藥**（扶脾補虛）。**甘草**（緩中解毒）。**與乾漆**（破脾胃悶節之瘀血）。

蝱蟲（性升，入陽絡破血）**併蠐螬**（去脅下之堅血）**水蛭**（性潛，入陰絡逐瘀）。

血既瘀乾攻必潤，潤補兼投瓊玉膏：按五勞虛極痺而內成乾血者，悉皆由傷而血瘀，由瘀而爲乾血。假如食傷脾，憂傷肺、醉飲傷肝、房室傷腎、勞傷心、飢傷胃，是諸傷者，總皆傷，其經絡營衛之氣也。細繹本文云，腹滿不能飲食，肌膚甲錯，兩目暗黑，明是不能納穀以通流營衛，則營衛凝泣。瘀積之血，牢不可破，即有新生之血，亦不得暢茂條達，惟有日漸羸瘦，而成內傷乾血勞，其有不死者幾希矣。仲景另出手眼而製此方，以緩中補虛，緩者舒也綽也，指方中寬舒潤血之品言也。故喻嘉言曰，服此丸可兼用瓊玉膏補之，勿以耆朮補中，失袪寬舒胃氣之義。仲景妙法，得喻氏之言而益彰，活人無算矣。

附三 陳氏百勞丸

【主治】治一切勞瘵積滯，未經藥壞者。

【本方】當歸一　錢　乳香一錢去油　沒藥一錢去油　䗪蟲十四枚　人參二錢
　　水蛭十四枚　大黃四　錢　桃仁十 四 枚

【用法】右爲細末，煉蜜丸桐子大，每服百丸，五更用百勞水下，取下惡物爲度，服白粥十日：百勞水，即甘瀾水，以杓揚百遍者也。

前湯方之歌訣及方註

百勞丸用大黃歸，䗪蛭參桃乳沒揮，乾血沈痾勞瘵服，未經藥壞別從違：百勞丸，許州陳大夫流傳出自仲景，方治一切勞瘵積滯，未經藥壞者。細譯是方，無非氣血並補，和營逐瘀，其緩中補虛之義，毫不相關，較之金匱䗪蟲丸方，却遜一籌。惟用百勞水，不助腎邪，以藥留頓中宮，導去脾胃絡之瘀血，使其納穀流通營衛，亦乾血勞之良治。

（十四）大黃牡丹湯

【主治】治大腸癰，其候少腹腫痞，按之即痛如淋，小便自調，發熱惡寒，汗出。其脈沈緊，膿未成者可下之。脈洪數者膿已成，不可下也。

【本方】大黃四兩　牡丹皮一兩　桃仁五十枚　甜瓜子半升

【用法】水六升，煮取一升，去滓納芒硝三合，再煎沸，頓服之，有膿當下膿，無膿當下血。

前湯方之歌訣及方註

大黃牡丹湯下劑，桃仁瓜子與芒硝，少腹腫痞按之痛：按之痛即如淋者，大腸之熱下注也。

痛即如淋小便調：病不在小腸水道，故小便自調。

身皮甲錯（營血痺聚之故）**右足屈**大腸癰初起，便右足屈而不伸。小腸癰則左足屈而不伸，以此爲區別。

大腸癰腫此能消，脈沈緊者未成膿，脈洪數者膿已饒，膿未成斯宜下奪，膿成排膿散宜邀：排膿散另編甘桔湯類

大腸癰者，其人平素嗜醇酒炙煿。濕熱鬱蒸，肺氣不得宣通，下結於大腸之頭，氣血壅遏而成病。在下者因而奪之，故重用大黃芒硝，開大腸之結。桃仁丹皮，下將敗之血。瓜子清肺潤腸，以肺與大腸爲表裏也。方後云服之當下血，下未化膿之血也。若膿已成，形肉已壞，又當用排膿散治之。故曰膿已成，不可下也。

編者按：曹穎甫先生於《經方實驗錄》中提及此方治療急性盲腸炎尚未潰破之前，效果甚佳。

附四 節庵黃龍湯

【主治】治熱邪傳裏，胃有燥屎，心下硬痛，身熱口渴譫語，下利稀水色純青。

【本方】大承氣湯方內加人參、當歸、甘草、桔梗、薑、棗煎

黃龍湯即大承氣，加入參歸甘桔比，煎加薑棗治陽明，症實體虛熱結痢：按體質氣血虛

人，而得陽明胃實之症，或因病誤治致虛，而燥屎猶未去者，不下則邪氣壅實而死。下之又恐正氣益虛而即脫，此方攻補兼施，庶幾不犯虛虛之禍。曰黃龍者，大黃得人參爲佐，則能神其功用，如龍得雲助，升騰上下，莫能測其變化也。

胃有燥屎心下堅，譫語下利純清水：按胃有燥屎，何以又下清水。陶氏曰，此非內寒而利，乃口飲湯水而下滲也，名熱結旁流，庸醫妄謂漏底傷寒，急止其利，誤人不淺矣。

攻補兼施此法良，老年除去芒硝餌：老人氣血虛甚者，去芒硝恐重劫其陰也。

編者按：此方用於下利清水，但結糞已成、體虛之人；此與臨床所稱之滲便不同，滲便指的是大便不爽，裏急後重，解不乾淨，剛解不久又想解便，此爲大腸氣滯所爲。

附五 本事溫脾湯

【主治】治痼冷在腸胃間，泄瀉腹痛。

【本方】厚朴　枳實　桂心　附子　乾薑　甘草各二兩　大黃四錢

【用法】右㕮咀，取一兩，水二鍾，煎六分，頓服。

附六 千金溫脾湯

【主治】治久痢赤白，脾胃冷積，臍腹絞急痛甚。

【本方】人參、附子、甘草各一兩　大黃五兩　當歸、乾薑各三兩

薑棗煎一方有芒硝一兩

編者按：本事溫脾湯為小承氣湯⊕四逆湯加減；千金溫脾湯則用調胃承氣湯⊕四逆湯加減；二方皆可治療臨床上因誤用寒涼藥傷及脾陽所造成的冷積便秘。

前二方之歌訣及方註

溫脾湯裏大黃少，桂附薑甘枳樸多：許叔微此方，倣仲景溫下之法，以下腸胃之冷積，夫冷積腹痛泄瀉，而仍下之者，以錮冷積滯，久留腸胃而不去，徒用溫補無益也。今此方以乾薑桂附為君，複入承氣湯法，其大黃止用四錢，更為有見。蓋不用則溫藥必不能下，而久留之積，非攻不去，多用則溫藥恐不能制。而洞泄之勢，或至轉增，裁酌用之，眞足為法矣。

痼冷久留腸胃瀉，宜先取去勿蹉跎：許叔微曰，痼冷在腸胃間，泄瀉腹痛，宜先取去，然後調治，不可畏虛以養病也。旭高按畏虛養病，為千古之通弊，叔微此語，頂門一

針，醫當猛省。

或益參歸除桂朴，亦號溫脾治不訛，寒熱並行下寒積，臍腹絞結痛難過：千金此方，重用大黃，略兼溫補，與本事方重用溫通，略加大黃，法有殊矣。蓋本事方治冷積泄瀉，故大黃宜少用，此治滯下赤白，是其始原由於熱積，故重用大黃。因痢久脾胃虛寒，而積仍未去，故加參甘薑附，溫補中宮，同一大黃，而佐使君臣不同，則治症亦因之而異。後人烏得以古方輕於加減也，按古方中多硝黃芩連，與薑茱桂附，寒熱並用者，亦有參朮硝黃，補瀉兼施者，亦有大黃麻黃，汗下同行者，令人罕識其指，姑錄數方於右，以見治療之妙，不一端也。

附七 聖濟檳榔丸

【主治】治癥瘕，積聚腹痛，大便堅澀，或時通者。

【本方】檳榔、大黃炒、枳殼各二兩麩炒　桃仁去皮尖麩炒　大麻仁、木香各一兩

【用法】蜜丸，每服十丸，溫酒下。

聖濟檳榔（丸）治虛瘕：經曰，小腸移熱于大腸爲虛瘕。

腹中瘕痛時寬窄，大腸結熱（大）便時堅，虛者伏也瘕者瑕：大腸爲傳導之腑，熱則氣結液耗，腹痛便澀，然或有時而通，故腹雖有形，聚散靡常，是爲虛瘕。虛者伏也，瘕與瑕通，女病恆有之。

潤腸泄熱必通幽，大黃枳殼無多寡，木香桃仁大麻仁：檳榔木香枳殼，泄決大腸之氣，大黃桃仁麻仁，潤下大腸之熱，與潤腸通幽二方同義。

宣通其府奪其下：治在府者，宣而通之，病在下者，因而奪之。

附八 子和木香檳榔丸

【主治】治胸腹積滯，痞滿結痛，二便不通，或泄瀉下痢，裏急後重，食瘧實積。

【本方】木香、檳榔、陳皮、青皮醋炒、枳殼麩炒、黃柏酒炒、黃連吳茱萸湯炒、三稜醋煮、莪朮醋煮各五錢　大黃酒浸一兩　香附、黑牽牛用頭末各二兩　芒硝水丸。

前湯方之歌訣及方註

木香檳榔（丸）青陳皮，枳殼柏連稜莪隨，大黃黑牽兼香附，芒硝水丸量（人虛實）

服之。**一切實積能推蕩，瀉痢食瘧用咸宜：**此戴人經驗方也，善能推陳致新，破結散積。大人食積瘧痢，黃疸腫脹。小兒驚疳積熱，皆可隨宜服之。木香香附青陳枳殼，利氣寬膨。而牽牛檳榔，下氣尤速。氣行則無痞滿後重之患矣。連柏燥濕清熱，稜莪行氣破血，硝黃去血中伏熱，並爲推堅峻品，濕熱積滯去，則二便調而三焦通泰矣。蓋宿垢不淨，清陽終不得升，故必假此以推蕩之。亦通因通用之法也。

附九　東垣枳實導滯丸

【主治】治傷濕熱之物，不得施化，痞悶不舒，腹中硬痛，積滯泄瀉等症。

【本方】大黃一兩　枳實麩炒、黃芩酒炒、黃連酒炒、神麴炒各五錢
白朮土炒、茯苓各三錢　澤瀉二錢

【用法】蒸餅爲丸，量服，加檳榔木香，名木香導滯丸：治同。

前湯方之歌訣及方註

枳實導滯首大黃，芩連麴枳朮苓勷，澤瀉蒸餅糊丸服，濕熱積滯力能攘：大黃枳實，蕩滌實熱。芩連燥濕清熱，苓瀉利濕泄熱，神麴消食和中，白朮補脾，濕熱積滯自化。

若還後重兼氣滯，木香導滯（丸）加檳榔：滑伯仁曰，腸胃陽明燥金也，後重之用木香檳榔，行燥金之鬱也。

附十 局方涼膈散

【主治】治心火上盛，中焦燥實，煩躁口渴，目赤頭眩，口瘡脣裂，吐血衄血，大小便秘，諸風瘛瘲，胃熱發斑，發狂，及小兒急驚，痘瘡黑陷。

【本方】連翹四兩　大黃酒浸、芒硝、甘草各二兩　黑山梔、黃芩酒炒、薄荷各一兩

【用法】為末。每服三錢，加竹葉白蜜煎，加青黛藍根，名活命丹。

附十一 轉舌膏

【主治】治中風舌強不語。

【本方】即涼膈散加菖蒲一兩、遠志一兩。

前二方之歌訣及方註

涼膈硝黃梔子翹，黃芩甘草薄荷饒，竹葉蜜煎療膈上，中焦燥實服之消：此上中二焦瀉火藥也。熱淫於內，治以鹹寒，佐以苦甘。故以連翹黃芩竹葉薄荷，升散於上。而以大

黃芒硝，推蕩其中，使邪熱上散下行，而膈自清矣。用甘草白蜜者，病在膈，甘以緩之也。

溫邪吐衄斑狂要，幼稚驚風痘陷邀：皆上中二焦之火爲患。

減去硝黃加桔梗，上焦風熱總堪調：東垣曰，易老減硝黃，加桔梗上浮之藥，以治胸膈與六經之熱。

中風不語加菖遠，此又名爲轉舌膏：喻嘉言曰，中風症大勢風木合君相二火主病，古方用涼膈散居多。蓋風火上炎，胸膈正燎原之地，所以轉舌膏活命丹，皆從而加味，不可以宣通腸胃輕訾之也。汪訒庵曰，轉舌膏散心經之蘊熱也，活命丹散肝經之鬱火也。

附十二 河間防風通聖散

【主治】治風熱壅盛，氣血怫鬱，表裏三焦皆實者，併治瘡瘍腫毒。

【本方】防風、荊芥、連翹、麻黃、薄荷、川芎、當歸、白芍炒、白朮、黑山梔、大黃酒蒸、芒硝各五錢　黃芩、石膏、桔梗各一兩　甘草二兩　滑石三兩

【用法】爲末。每服三錢，加蔥薑煎。若去大黃芒硝，名雙解散。

防風通聖即涼膈，去竹蜜兮更加關：此即涼膈散變法，去竹葉白蜜，而加發表和氣血藥。

麻桔荊防滑石膏，芎歸朮芍蔥薑益：荊防麻黃薄荷，發汗而散熱搜風。梔子滑石硝黃，利便而降火行水。芩桔石膏，清肺瀉胃。川芎歸芍，養血補肝。連翹散氣聚血凝。甘朮能補中燥濕。蔥薑通徹表裏。汗不傷表，下不傷裏，名曰通聖，極言其用之神耳。

風熱壅盛此方通，表裏交攻爲效碩：此爲表裏氣血三焦通治之劑。

瘡瘍癧毒總能消：瘡瘍腫毒，亦由風熱壅盛，氣血怫鬱而成。

除却硝黃雙解亦：去硝黃亦能雙解表裏，大便不硬者宜此。

類方九：十棗湯系

（一）十棗湯

【主治】治太陽中風，下利嘔逆，表解者乃可攻之。其人漐漐汗出、頭痛、心下硬滿、引脅下痛、乾嘔短氣，汗出不惡寒者，爲表已解也。併治飲後水流脅下，咳唾引胸中痛，謂之懸飲。脈沈而弦，不卒死，至百日或一歲者。

【本方】芫花炒黑　甘遂　大戟等分　大棗十枚

【用法】水一升，先煮大棗取八合，去滓納上藥末。強人服一錢，虛人五分，得快利，糜粥自養。

附一 河間三花神祐丸

【主治】治實熱積痰，翻胃噎膈，濕熱腫滿。

【本方】十棗湯原方加大黃黑牽牛輕粉棗肉丸：一方去大棗水泛丸。

前二方之歌訣及方註

十棗湯用芫遂戟，峻攻水氣威靈赫，下利胸脅痞硬痛，汗出短氣乾嘔逆：諸症皆水氣爲患，仲景利水之方，種種不同，此其最峻者也。芫花甘遂大戟，爲決水之猛藥，故用大棗甘以緩之。欲其緩循經絡，不欲其徑走腸胃也，緩攻則從心及脅之水飲，皆從二便出矣。

欬唾引（胸脅）**痛爲懸飲，飲踞久必成囊癖，擣囊破癖飲斯蠲**：懸飲者，如懸物也，水飲痰涎，久踞經絡，結成窠囊，懸於脅下，惟此三味，能直達水飲窠囊隱僻之處，非他藥所能及。本論云，懸飲不卒死，至百日或一歲者，宜十棗湯。可知其症之來有漸矣。

羸弱虛人勿輕擲，河間三花神祐丸，大黃輕粉牽牛益，善通壅塞劫痰涎：牽牛大黃，大瀉血氣之壅塞，輕粉劫痰，無竅不入。

積痰噎膈能開關：河間云，積痰翻胃噎膈，服此藥三丸後，轉加痛悶者，此痰涎壅塞，頓攻不開，再服自利也。

編者按：十棗湯臨床上可應用於肝硬化腹水的患者，但用量宜小，且視其虛實酌量給予，並與密切觀察其反應以加減其用藥。

附二 三因控涎丹

【主治】治人忽患胸背手足腰項筋骨牽引釣痛，走易不定，或手足冷痹，此乃痰涎在胸膈上下，非風症也。

【本方】甘遂去心、大戟去皮、白芥子各等分

【用法】爲末糊丸，每服五七丸，加至十丸，臨臥薑湯下。

前湯方之歌訣及方註

控涎丹治痰之本：痰之本，水也濕也。得氣與火，則結爲痰。

痰涎變症悉能醫：李時珍曰，痰涎爲物，隨氣升降，無處不到。入心則迷成癲癇。入肺則塞竅爲喘咳背冷。入肝則膈痛乾嘔，寒熱往來。入經絡則麻痺疼痛。入筋骨則牽引牽痛。入皮肉則瘰癧癰腫。並以此方治之，殊有奇功也。

走注麻痺牽引痛，胸背腰項或四肢，或噎或喘或癲癇，癰腫瘰癧並主之。臟腑水濕大戟泄，經隧水濕甘遂推，皮裏膜外消痰氣，芥子之功信甚奇：白芥子色白入肺，而達上焦，消皮裏膜外之痰。甘遂色黃入脾，而行中焦，決經隧之水濕。大戟色黑入腎而走下焦，泄臟腑之水濕。三者引經各異，而令三焦之水濕痰涎，流出於水道則同，故複用成方，惟善用者，能收奇功也。

編者按：白芥子可散皮裏膜外之痰，故臨床上常運用於皮膚病，如濕疹、蕁麻疹的診治。

類方十：備急丸系

（一）備急丸

【主治】治食停腸胃，冷熱不調，腹脹氣急，痛滿欲死，及中惡客忤，卒暴諸疾病。

【本方】巴豆去皮心膜研如脂出油取霜一兩　大黃一兩　乾薑一兩

【用法】右藥各須精新，先搗大黃乾薑爲末，納巴豆霜，合治一千杵，用爲散蜜和丸，密器中貯之，以煖水苦酒，服大豆許三四丸，或不下，捧頭起灌令咽，須臾當瘥，如未瘥更與三丸，當腹中鳴，即吐下便瘥，若口噤亦須折齒灌之。

（二）三物白散

【主治】治寒實結胸，無大熱者。

【本方】巴豆霜一分　川貝母三分　桔梗三分

【用法】右末納巴豆霜更杵之，以白飲和服，強人半錢，羸者減之，病在膈上必吐，在膈下必利，不利進熱粥一杯，利過不止，進冷粥一杯：巴豆得熱則行，得冷則止。

編者按：進熱粥者助巴豆之熱勢以行之，進冷粥者，則止巴豆之熱勢；不用水而用粥者，藉穀氣以保胃氣。

前二方之歌訣及方註

備急丸醫卒暴疾，中惡欲死腹脹急，大黃乾薑巴豆霜，斬關奪門而直入：大黃苦寒下熱結，巴豆辛熱下寒結，二藥性味相畏，同用瀉人反緩，更妙在乾薑之辛散，引領巴黃，內通神明外辟惡忤，助其斬關奪門之勢，而成撥亂反正之功。

神昏口噤齒不開，折齒灌之猶可及：中惡客忤，神昏口噤，折齒灌之立甦，眞神方也。

寒實結胸，三白散：與大結胸症相似，但無熱渴煩躁見象，蓋彼因熱實，此屬寒實也。

貝母桔梗巴霜翕：貝母桔梗，開提肺氣以消痰散結，巴豆劫寒破實，以開結胸，作散服者，欲其散中焦之寒實也。

藥不瞑眩疾不瘳，此等諸方宜佩給：預先修合，佩帶在身，以救倉卒之症。

附一　局方感應丸

【主治】治冷積瀉痢之神方。

【本方】木香、肉豆蔻、丁香各一兩半　乾薑炮、百草霜各一兩

杏仁一百四十粒去皮尖　巴豆七十粒去心皮膜研如脂出油

【用法】右以巴豆杏仁另研，同前末和勻，用黃蠟六兩溶化，重絹濾去渣，好酒一升，於砂鍋內煮數沸，候酒冷蠟浮，用清油一兩，銚入熬熱，取蠟四兩，同化成汁，就銚內和前藥末，乘熱拌勻，丸如豆大，每服三十丸，空心薑湯下。

前丸方之歌訣及方註

感應（丸）肉蔻丁木香，巴杏乾薑百草霜：肉豆蔻逐冷消食，丁香木香煖胃和脾，杏仁消肉積而降氣，乾薑逐錮冷而散痞，巴豆善破沈寒，奪門宣壅，寒積深錮，非此莫攻，百草霜和中溫散，亦能消積，統計諸藥，同成溫下之法。

蠟丸空腹薑湯下：用黃蠟之義最精，凡治積，新病宜急下，久病宜緩下，此治久積痼冷，乃緩下法也。

冷積瀉痢眞神方：醫貫曰，此方神妙不可言，雖有巴豆，不令人瀉，其積自然消化，李時珍曰，一婦年六十餘，溏瀉五載，犯生冷油膩肉食，即作痛，服升澀藥，瀉反甚，脈沈而滑，此乃脾胃久傷，積冷凝滯，法當以熱下之，用此丸五十粒，服二日遂愈，自是每用治瀉，無不神效。

編者按：此方組成之方義即可治寒秘；臨床上常可發現病人便秘，但用大黃系列效不佳時，則應反向思考是否為寒閉。

附二 景岳太平丸

【主治】治胸腹疼痛脹滿，及食積，氣積，血積，蟲積，氣疝，血疝，鼓脹，癥瘕，邪實秘滯痛劇等症。

【本方】陳皮、厚朴、木香、烏藥、白芥子、草豆蔻、三稜、蓬莪煨、乾薑、牙皂炒、澤瀉各三錢，以上十一味，俱研細。

【用法】巴豆（用滾湯泡去皮心膜稱足一錢）用水一碗，微火煮至半碗，將巴豆撈起，用乳鉢研極細，仍將前湯攙入研勻，然後量多少入蒸餅，浸爛擣丸前藥，如綠豆大，每用三分或五分，甚者一錢，用熱薑湯下，瀉多不止，飲冷水一二口即止，如未利再服。

前丸方之歌訣及方註

太平蓬蒁芥三稜，樸瀉薑陳牙皂朋，烏藥木香草豆蔻，些微巴豆力能勝：此方借些微巴豆，以行群藥之力，去滯最妙，如欲其峻，須用巴豆二錢。

食蟲氣血諸停積，脹痛難過總可憑：按金匱備急丸，治冷熱交結之積，局方感應丸，治寒凝之積，景岳此方，治氣食停滯秘實之積，其蟲積與血積，乃借以爲治也。

隨症用湯爲引下：凡傷食停滯，即以所傷之物，煎湯送下，婦人血氣痛，當歸湯下，氣實痛，陳皮湯下，疝氣，茴香湯下，寒氣，生薑湯下，氣濕實滯鼓脹，用燒酒加白糖少許送下，蟲痛，檳榔湯下。

利多飲冷效堪徵：巴豆瀉人，得冷則止，故服巴豆丸散，利多不止者，飲冷粥一二口即止也。

類方十一：柴胡湯系

（一）小柴胡湯

【主治】治傷寒中風，少陽病，口苦，咽乾，目眩，耳聾，往來寒熱，胸脅苦滿，默默不欲飲食，心煩喜嘔，或胸中煩而不嘔，或渴，或腹中痛，或脅下痞硬，或心下悸，小便不利，或不渴，身有微熱，或欬者，或汗後餘熱不解，或瘧發寒熱，婦人傷寒，熱入血室，暮則譫語，併治傷寒陽微結，頭汗肢寒，脈細便堅，亦半表裏也。

【本方】柴胡半斤　黃芩、人參、炙草、生薑各三兩　半夏半升　大棗十二枚

【用法】右以水一斗二升，煮取六升，去滓再煎：此方爲和解之劑，去滓再煎，則藥性和合，不相捍格矣。取三升，分溫三服。

（二）柴胡加芒硝湯

【主治】治陽明病，潮熱，大便溏，小便利，胸脅滿而不去，先服小柴胡一劑乃進。

【本方】柴胡二兩十六銖　黃芩、炙草、人參、生薑各一兩　半夏二十銖　大棗四枚
芒硝二兩

【用法】水四升，煮二升，去滓分二服，不解更作服。

前二方之歌訣及方註

小柴胡湯和解供：少陽爲半表半裏，汗吐下皆在所禁，法當和解，此方主之。

半夏人參甘草從，更用黃芩與薑棗，少陽百病此爲宗：此和解少陽之主方，柴胡升陽達表，黃芩退熱和陰，半夏和胃而通陰陽，參甘薑棗，補中氣，調營衛，經言交陰陽者，必和其中是也。

往來寒熱：太陽之寒熱，寒時亦熱，熱時亦寒，少陽之寒熱，寒已而熱，熱已而寒，故曰往來，若陽明則但熱不寒，以此爲別。

胸脅滿：少陽行身之側，故胸脅苦滿。

喜嘔心煩：木火上逆，故煩而嘔，嘔則木火兩舒，故喜之也。

或眩聾：少陽清氣不升，故目眩耳聾。

或欬或悸或腹痛：木邪干肺則欬，犯心則悸，侮脾則腹痛，可見少陽有病，三焦皆不得寧，蓋少陽在人身爲游部，凡表裏經絡之罅，皆能隨其虛而見之，故有或然之症。

咽乾口苦：耳聾目眩，口苦咽乾，貼切少陽樞機病象。

白胎濃：舌上白胎，邪在半表半裏，若全入裏，則焦黃矣。

編者按：當三焦之氣通利時則水分的代謝相對通暢，舌苔則無所生；所以臨床上看到舌苔厚不一定用祛濕藥來治之；小柴胡湯也是不錯的選擇。

諸症不必皆全具，雜病風寒俱可庸：傷寒論云，傷寒中風，有柴胡症，但見一二症即是，不必悉具也。

太少（太陽少陽）**併病略兼表**：合病一時俱見，併病以次相傳。

陽明兼少（陽）**但柴通**：少陽之外爲太陽，裏爲陽明，而少陽居其間，故少陽而兼太陽者，用小柴胡微加桂枝以解表，陽明而兼少陽者，但用柴胡以和之，邪氣從樞轉出矣。

服湯潮熱不止者，纔把芒硝入劑中：服小柴胡湯，潮熱不止者，胃家實也，故加芒硝，通六府積聚，乃少陽陽明同治之方也。

熱入血室如瘧狀，譫語硬滿如結胸：血室爲中焦營氣之所聚，肝藏血，心主血，血因熱結而成瘀，則肝氣與心經之氣亦凝，故胸脅滿而神昏譫語，日輕夜劇，發作有如瘧狀。

小柴兼刺期門法：期門在乳下第二肋端，去乳頭約四寸，肝募也，厥陰陰維之會，刺入四分，蓋血結爲有形之症，湯劑一時難效，更刺期門，以瀉厥陰有餘之熱，則尤親切而易散。

或益桃仁海蛤攻：按王海藏治熱與血結之症，每用此二味，蓋海蛤鹹寒，佐桃仁入血散瘀泄熱，頗有奇功，因附及之，婦人傷寒，經水適來適斷，邪熱陷於血室，胸脅及少腹滿痛，至暮則譫語如見鬼狀，此症最多，更參看葉天士溫熱論中，治法益明。

又有柴胡疑似症，醫當詳便莫通融，便堅脈細陽微結：大便硬謂之結，脈浮數能食，曰純陽結，脈沈細不能食，曰純陰結，此陽微結與陰結相似，但頭汗出爲有表症，具如下文。

頭汗肢寒：陽微結者，熱雖結而不甚也，陽氣不能四達而從上冒，故手足冷而頭汗出。

胸滿同：惟胸滿與柴胡症同。

頭汗知非少陰病：此要訣也，三陰脈不至頭，其汗在身，少陰篇云，脈陰陽俱緊，反汗出者，亡陽也，法當咽痛吐利，此不吐不利，而大便硬，則陽微結之汗，與亡陽之汗，大有別矣。

脈雖沈細勿相蒙：程郊倩曰，凡陽熱鬱結不舒，雖手足冷，脈沈細，不得謂陰症，可見陽氣一鬱，不但陽症似陰，陽脈亦似陰矣。

此爲有表復有裏：脈沈爲裏，頭汗爲表。

可與柴胡以建功：此條爲少陰少陽疑似症，反覆講明頭汗之義，可與小柴胡而不疑，凡審症皆當如此。

面赤氣喘溏泄者，設教誤用反成凶：面熱氣喘，爲陽氣上越之候，若誤用柴胡以提之，上越者因而外脫，立見凶危，大便溏因於虛寒者忌之，否則不忌。

編者按：由條文所示，小柴胡湯最重要的立方精神即「促使三焦之氣通利」，即內經所云：「上進得通，津液得下，胃氣因和」；所以所表現之証不必悉具則可用小柴胡湯和解之。

（三）柴胡加龍骨牡蠣湯

【主治】治傷寒八九日，下之，胸滿煩驚，小便不利，讝語，一身盡重，不能轉側者。

【本方】柴胡四兩　黃芩、人參、甘草、生薑、茯苓、鉛丹、龍骨、牡蠣各一兩半　大黃二兩　半夏二合　大棗六枚

【用法】水八升，煮四升，納大黃更煮一二沸：大黃只煮一二沸，取其生而流利也。去滓溫服一升：一方有桂枝，無甘草，非，蓋外無太陽之表症，則不得用桂枝，無甘草則不成和劑矣。

前湯方之歌訣及方註

柴胡加龍骨牡蠣，茯苓鉛丹大黃繼：下後邪陷胸中。

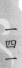

胸滿煩驚讝語多：熱邪擾亂神明。

：熱邪入胃。

一身盡重：少陽三焦氣機不利**小便閉**。

：津液少。

現症錯雜藥亦雜，墜痰鎮驚是主劑：此方用柴胡湯全方，治胸滿身重之半表裏，加鉛丹龍牡以鎮煩驚，茯苓以利小便，大黃以止讝語，心煩讝語而不去人參者，以驚故也，此乃正氣虛耗，邪已入裏，而復外擾三陽，故現症錯雜，藥亦隨症施治，眞神化無方者也。

肝膽驚痰用此方，以治癲癇必有濟：徐靈胎曰，此方能下肝膽之驚痰，以治癲癇必效。

編者按：臨床上用此方加減些鎮痙袪風藥，如全蝎、羚羊角來治療癲癇或抽筋的患者。

（四）柴胡桂枝乾薑湯

【主治】治傷寒五六日，已發汗，而復下之，胸脅滿微結，小便不利，渴而不嘔，但頭汗出，往來寒熱，心煩者，併治瘧疾，寒多微有熱，或但寒不熱，服一劑如神。

【本方】柴胡半斤　桂枝三兩　黃芩三兩　乾薑、牡蠣、甘草各二兩

花粉四兩

【用法】水一斗兩升，煮六升，去滓再煎取三升，溫服一升，日三服，初服微煩，復服汗出便愈，柴胡桂枝乾薑湯，花粉芩甘牡蠣藏，邪在三陽陽氣結，從樞轉出易通陽：揭出三陽經藥，以名湯者，病在少陽，而太陽陽明猶未罷，緣其津液內虧，故陽氣結而不通，用桂枝散太陽未盡之邪，乾薑開陽明痞結之氣，使以花粉佐牡蠣，入陰分升津液，以救三陽之熱，重用柴胡黃芩甘草，轉少陽之樞，則三陽結邪，一一從樞轉出矣。

前湯方之歌訣及方註

胸痞（乾薑）**頭汗**（桂枝牡蠣）**小便少，**（甘草花粉）**寒熱往來**（柴胡黃芩）**煩渴將：**煩故去人參，不嘔故去半夏，渴故加花粉。

瘧發寒多微有熱：風寒濕痺於肌表，陽氣鬱伏於營血之中，故瘧發寒多，或但寒無熱也。

只消一劑妙非常：瘧寒多微有熱，顯然陰陽無爭，營衛俱病，故和陽即當和陰，用柴胡和少陽之陽，即用黃芩和裏，用桂枝和太陽之陽，即用牡蠣和裏，用乾薑和陽明之陽，即用花粉和裏，使以甘草，調和陰陽，和之得其當，故一劑如神。喻嘉言曰，小柴胡本陰陽兩停之方，可從寒熱以爲進退，此方加薑桂，則進而從陽，其加芩連以退而從陰，可以類推矣。

編者按：此方可應用於少陽病挾脾陽虛的病人；常見有肝氣郁結且便溏，口不乾渴的症狀。

（五）柴胡去半夏加栝樓根湯

【主治】治勞瘧口渴。

【本方】小柴胡湯原方去半夏加栝樓根四兩

前湯方之歌訣及方註

柴胡去半加栝樓，止渴升清（此方功效如此）**勞瘧瘳：**瘧不離乎少陽，故用柴胡，勞瘧陰虧口渴，故去半夏加花粉。

勞瘧病緣中氣弱，補中益氣亦相投：遇勞即發名勞瘧，中氣虛也，後人用補中益氣湯，治之亦效。

（六）四逆散

【主治】治少陰病，四逆，泄利下重，其人或欬或悸，或小便不利，或腹中痛者。

【本方】柴胡　白芍　枳實　甘草炙

【用法】等分爲末，白飲和服方寸匕。

前湯方之歌訣及方註

逆散治少陰樞：小柴胡湯，少陽樞機之劑也，四逆散，少陰樞機之劑也。

枳實柴胡甘芍俱，等分研和白飲服，斂陰泄熱兩相須：少陰爲三陰之樞，猶少陽爲三陽之樞也，此四逆散與小柴胡，制方之義略同，特以樞有陰陽之異，故用藥亦分氣血之殊，而其輔正逐邪，和解表裏，則兩方如一方也，蓋彼用黃芩洩肺熱，恐金勝木也，此用枳實洩脾實，恐土勝水也，彼用人參補脾氣，恐少陽之邪，傳入於太陰也，此用芍藥益肝陰，恐少陰之邪，傳入於厥陰也，而樞機爲病，必以和解，故柴胡甘草，在所不易矣。

泄利下重（枳實）**腹中痛**（芍藥甘草），**熱邪厥逆**（柴胡芍藥）**保無虞**：經曰，陰陽氣不相順接，便爲厥，厥者手足逆冷是也，程氏曰，陽內鬱而不外達，則手足反冷而不溫，徐氏曰，此四逆乃少陰之熱邪，並無脈微惡寒等陰症，即下利一端，並非清穀而反下重，故不得用溫熱。

編者按：臨床上可應用於兒科，常可見四肢冰冷，但頭汗出，偶有便秘之象，且納呆、易怒，用之良。

（七）大柴胡湯

【主治】治傷寒發熱，汗出不解，熱結在裏，心下痞硬，嘔吐而下利，復往來寒熱，脈沈實或弦數者。

【本方】柴胡半斤　半夏半斤　黃芩三兩　芍藥三兩　生薑五兩　枳實四枚　大棗十二枚

【用法】以水一斗二升，煮六升，再煎取三升，溫服一升，日三服，一方有大黃（二兩）王叔和云，若不加大黃，恐不爲大柴胡也。

前湯方之歌訣及方註

大柴胡湯芩夏芍，枳實薑棗共煎嘗：此小柴胡四逆散二方合用者也，除去人參甘草者，蓋熱邪已結在裏，不可更實其脾也，前小柴胡湯，獨治陽樞故曰小，此則陰陽二樞並治，故稱曰大。

表有寒熱（柴胡）**裏熱解，**（黃芩枳實）**痞硬**（枳實）**微煩**（黃芩）**嘔**（半夏生薑）**利**（黃芩芍藥大棗）**良：**此下氣分無形之熱結故不用大黃。

或有加入大黃者，表裏兼攻便秘將：按前症下利，是地道已通，且不腹滿，不口乾燥渴，故原方不用大黃，大黃乃王叔和所加，必見煩渴，譫語，腹滿，大便硬者方宜。

柴胡芒硝（湯）**義亦爾，仍有桂枝大黃湯：**見桂枝湯類，按大柴胡加大黃，乃合用小承氣，小柴胡加芒硝，乃合用調胃承氣，皆少陽陽明同治之方，桂枝加大黃湯，爲太陽陽明同治之方，皆雙解表裏法也。

編者按：１小柴胡湯與大柴胡湯除旭高先生所提的陽樞與陰陽二樞不同外，尚有病位的不同，小柴胡湯的病位以胸脅爲主，大柴胡則以心下爲主。２大柴胡湯臨床上常用於膽結石的患者。

附一 子和柴胡飲子

【主治】治肌熱，蒸熱積熱，汗後餘熱，脈洪實弦數，亦治瘧疾。

【本方】小柴胡湯去半夏加當歸白芍大黃。

前湯方之歌訣及方註

柴胡飲子即小柴，去夏加黃歸芎偕，略施汗下兼攻補，熱積三焦瘧亦佳：此方治三焦積熱，略施攻補，深中肯綮。

附二 **潔古清鎮丸**

【主治】治嘔吐脈弦，頭痛及熱嗽。

【本方】小柴胡湯原方加青黛薑汁糊丸

前湯方之歌訣及方註

清鎮丸治熱欬嗽，嘔吐脈弦頭痛究：弦爲少陰之脈，木火凌金則欬，乘胃則嘔，上衝則頭痛。

小柴青黛薑汁丸，木火上衝功克奏：木鬱則達之，火鬱則發之，則柴胡爲要藥，加青黛直折肝膽之火，薑汁衝開格拒以止嘔豁痰，永稱聖藥。

附三 **景岳一柴胡飲**

【主治】凡感四時不正之氣，或爲發熱，或爲寒熱，或因勞因怒，或婦人熱入血室，或產後經後，因冒風寒，以致寒熱如瘧等症，但外有邪而內兼火者，須從涼散，宜此主之。

【本方】柴胡　黃芩　芍藥　生地　陳皮　甘草

前湯方之歌訣及方註

一柴胡飲從寒散：一爲水數，從寒散也。

地芍黃芩陳草贊，內有火而外有邪，四時不正皆能判：此大柴胡變局也，去半夏枳實薑棗，加陳皮甘草調氣，生地涼營分之熱，如邪結在胸而痞滿者，仍宜去生地，加枳實爲妙。

附四 景岳二柴胡飲

【主治】凡遇四時外感，或其人元氣充實，臟氣素平無火，或時逢寒令，本無內熱等症，皆不宜妄用涼藥，以致寒滯不散，則爲害非淺，宜此主之。

【本方】柴胡　陳皮　半夏　厚朴　生薑　細辛　甘草

前湯方之歌訣及方註

二柴胡飲散從溫：二爲火數，從溫散也。

厚朴細辛陳夏存，甘草生薑解外感，內無熱渴此方尊：此小柴胡變局也，去人參黃芩大棗，加陳皮厚朴細辛，則和解之方，轉爲溫散之劑。

附五 **景岳三柴胡飲**

【主治】凡人素稟陰分不足，或肝經血少，而偶感風寒者，或感邪不深，可兼補而散者，或病後產後感冒，有不得不從解散，而血氣虛弱，不能外達者，宜此主之。

【本方】柴胡　芍藥　陳皮　炙甘草　生薑　當歸

前湯方之歌訣及方註

三柴胡飲三爲木：三爲木數，從肝經血分也。

歸芍陳薑炙草六，素稟陰虛外感因，肝經血少咸宜服：此從四逆散加減，以生薑佐柴胡，以當歸佐芍藥，以陳皮佐甘草，兼調氣血而散外邪，亦和平之劑。

附六 景岳四柴胡飲

【主治】凡人元氣不足，或忍飢勞倦，而外感風寒，或六脈緊數微細，正不勝邪等症，必須培助元氣，兼之散邪，庶可保全，宜此主之。

【本方】柴胡　人參　生薑　當歸　炙甘草　陳皮

前湯方之歌訣及方註

四柴胡飲四爲金：四爲金數，從氣分也。

薑草當歸須用參，加入陳皮寬膈滯，氣虛外感此能任：此亦小柴胡變局，去黃芩半夏，而加當歸陳皮，本方雖治從氣分，而略兼營分，蓋氣虛者，營血必不足，故補氣亦必兼補血也。

附七 景岳五柴胡飲

【主治】凡中氣不足，而外邪有不散者，宜此主之。

【本方】柴胡　當歸　熟地　白朮　芍藥　陳皮　炙甘草

五柴胡飲從脾胃：五爲土數，從脾胃也。

地芎歸陳朮草彙，徒散外邪非善全，兼培氣血斯爲貴：此逍遙散變方也，去茯苓薄荷生薑，加陳皮熟地，則補多散少矣，此與四柴胡飲相表裏，但四柴胡飲，調氣分之藥爲多，此則兼培氣血爲異。按以上五方，皆出柴胡治例，錄出聊爲加減成方之一助，然畢竟後世之方，總不免籠統之弊，若病在太陽，便用柴胡，古有引賊入門之戒，用者審之。

附八 濟生清脾飲

【主治】治瘧疾熱多寒少，口苦嗌乾，小便短赤，脈來弦數。

【本方】柴胡一錢　黃芩一錢　半夏一錢　甘草三分　白朮七分炒
厚朴一錢　青皮七分　茯苓八分　草果一錢　水一盅
生薑一片　棗一枚

【用法】煎八分：熱減時服，忌生冷油膩。

前湯方之歌訣及方註

清脾飲用青朴柴，芩半甘苓白朮偕，更加草果兼薑棗，熱多陽瘧服之佳：夏月納涼，飲冷過度，先傷脾胃之陽，寒氣藏於肌肉之間，至秋復感涼風，鬱遏腠理，引動伏邪，而病為瘧，發必先寒後熱，所謂先傷於寒，而後傷於風，則先寒而後熱也，雖瘧不離乎少陽，而脾胃受傷者實多，故嚴氏宗仲景小柴胡湯加減而立此方，名曰清脾，是明從脾胃論治，方中苓朮夏草，皆脾胃藥複以厚朴青皮草果，蕩滌膜原之邪，劫痰截瘧，其治少陽，惟柴芩二味而已。

瘧由痰積風寒作，解表除痰永不差：古云無痰不成瘧，無積不成瘧，然雖有痰積，若不兼感風寒，亦未必便成瘧疾，故治瘧之方，解表除痰，每相須為用也。

此治瘧邪通用劑，隨宜加減總堪諧：此治瘧之通劑，方中黃芩草果，可隨寒熱以為進退，勿拘陽瘧一端也，外如石膏大黃桂枝附子人參熟地當歸白芍等，皆可隨症加入，如瘧久不止，加常山烏梅截之。

類方十二：瀉心湯系

（一）半夏瀉心湯

【主治】治傷寒五六日，嘔而發熱者，柴胡湯症具，而以他藥下之，柴胡症仍在者，復與柴胡湯，若心下滿而不痛者，此爲痞，柴胡不中與也，宜此主之。

【本方】半夏半升洗　黃芩三兩　黃連一兩　人參三兩　炙甘草三兩　乾薑三兩　棗十二枚

【用法】水一斗，煮六升，去滓再煎，取三升，溫服一升，日三服。

（二）生薑瀉心湯

【主治】治傷寒汗解後，胃中不和，心下痞硬，乾嘔食臭，脅下有水氣，腹中雷鳴下利者。

【本方】即半夏瀉心湯加生薑四兩，乾薑只用一兩。

【用法】餘同法。

（三）甘草瀉心湯

【主治】治傷寒中風，誤下之後，其人下利，日數十行，穀不化，腹中雷鳴，心下痞硬而滿，乾嘔心煩不安，醫見心下痞，謂病不盡，復下之，其痞益甚，此非熱結，但以胃中虛，客氣上逆，故使硬也，宜此湯。

【本方】即半夏瀉心湯去人參加甘草一兩

【用法】餘各同法。

前三方之歌訣及方註

半夏瀉心黃連芩，乾薑甘草棗人參：瀉心者，實瀉胃也，蓋胃居心下，心下痞，即胃痞也，此實則瀉子之法。

但滿不痛爲痞氣：心下滿而硬痛者爲結胸，但滿而不痛者爲痞氣。

法在降陽而和陰：瀉心者必以苦，故用芩連，散痞者必以辛，故用薑夏，欲交陰陽通上下者，必和其中，故用參甘大棗。

生薑瀉心生薑入，甘草瀉心甘草臨：按半夏瀉心湯，治寒熱交結之痞，故苦辛平等，生薑瀉心湯，治水與熱結之痞，故重用生薑以散水氣，甘草瀉心湯，治胃虛氣結之痞，故加重甘草，以補中氣，而痞自除，俗以甘草滿中，爲痞嘔禁用之藥，蓋不知虛實之義者也。

痞硬雖同虛實異：同一心下痞硬，生薑瀉心症屬實，甘草瀉心症屬虛。

腹鳴下利細推尋：同一腹鳴下利，生薑瀉心症，則下利稀水，而未至於日數十行，甘草瀉心症，則下利日數十行而穀不化，虛實可別矣。

水氣（故用生薑）**乾嘔必食臭：**胃中濁氣不降，故食臭。

胃虛（故用甘草）**乾嘔必煩心：**胃虛客氣上逑，故心煩不安，同一乾嘔而虛實不同又如此。

生薑辛散甘草補，倒置人參疑誤深：按生薑瀉心湯，辛散破滯開痞，痞由水氣而結，乾嘔食臭爲實邪，則不當用人參，甘草瀉心湯甘緩補虛化痞，痞由兩次誤下而得，且下利不止而穀不化，中虛極矣，正當用人參以輔甘草，則甘草瀉心湯中無人參，生薑瀉心湯反用人參，兩方倒置疑必有誤。

瀉心湯皆本柴胡立，虛實之間法律森：凡瀉心症，皆已汗已下已吐之餘疾以上三湯，總不離乎開結，導熱，益胃，大半皆本於柴胡湯立法，以乾薑易生薑，以黃連易柴胡，彼以和表裏，此以徹上下，故其所治之症，多與柴胡症相同，但加苦辛治痞之藥耳，然其或虛或實，有邪無邪，處方之變，則各有微妙，攻補兼施，寒熱互用，內中有一藥治兩症者，亦有兩藥合治一症者，其藥性又與神農本草所載，無處不合學者能於此等方，講

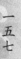

求其理而推廣之，則操縱在我矣。

編者按：仲景制柴胡、瀉心、陷胸之劑，乃因太陽誤汗誤吐誤下而制。

（四）乾薑黃連黃芩人參湯

【主治】治傷寒本自寒下，醫復吐下之，寒格食入口即吐者。

【本方】乾薑、黃連、黃芩、人參各三兩

【用法】水六升，煮二升，分溫服。

前湯方之歌訣及方註

薑連芩參湯治嘔，苦勝於心義宜剖：並非寒熱平調之法乃治寒格拒熱之方。

寒熱格拒在中焦，食入即吐緣斯咎：寒格者，寒與熱格也，寒故用乾薑熱故用芩連，因吐下而傷其中氣，故用人參食入口即吐，是火逆上衝，故苦寒倍於辛熱，不食則不吐是心下無水氣，故不用半夏生薑，要知寒熱相阻，則為格寒熱相結則為痞故此方得瀉心之半源同而流異也。

宣陽（乾薑宣陽散寒）**泄熱**（芩連通陰泄熱）**以和中**（人參補中和胃）

格拒通時吐自否，嘔家挾熱此為良，水飲寒痰嘔非偶：按此格雖因於寒而嘔則因於熱，蓋寒格於中，則拒熱於上而爲吐，是宜大用苦寒，泄去陽熱略用辛通，開其寒格，則嘔自止，故曰嘔家挾熱不利於香砂橘半者，此方最爲合度，若因於水飲寒痰而嘔者，則宜純用辛溫此方又非所宜。

（五）黃連湯

【主治】治傷寒胸中有熱，胃中有邪，腹中痛欲嘔吐者及濕家下之，丹田有熱胸中有寒，舌上如胎亦主之。

【本方】黃連、乾薑、炙草、桂枝各三兩　人參二兩　半夏半升　棗十二枚

【用法】水一斗，煮六升，去滓溫服一升，日三服，夜二服。

前湯方之歌訣及方註

黃連湯內用乾薑，半夏人參甘草藏，更入桂枝兼大棗，寒熱平調上下匡：症因上下相格，治亦寒熱並施。

熱在胸中寒在胃，腹痛嘔吐保安康：胸中熱欲嘔吐，腹中痛者，全因胃中有邪，阻遏陰陽升降之機，故用參甘薑夏大棗，專和胃氣，使飲入胃中，聽胃氣上下敷布交通陰陽，

再用桂枝宣發太陽之氣，載引黃連，但從上焦陽分泄熱，不使其入太陰，有礙虛寒腹痛。

濕家舌上如胎者，下熱上寒亦此湯，此亦柴胡之變劑，從中升降和陰陽：前上熱下寒，爲嘔吐腹痛，用此湯以升降陰陽，固然矣。而濕家下之，舌上如胎者，以丹田有熱，胸中有寒，亦用此湯，何耶，蓋傷寒分表裏中三治，表裏之邪俱盛，則從中而和之，故有小柴胡之和法，至於丹田胸中之邪，則在上下而不在表裏，即變柴胡爲黃連湯，以桂枝易柴胡，以黃連易黃芩，以乾薑易生薑，亦從中而和之法，故不問上熱下寒，上寒下熱，皆可治之也。

表裏之邪柴芩使，上下之邪連桂當：表裏之邪，則用柴胡黃芩，上下之邪，則用桂枝黃連，表裏之邪，則用生薑辛以散之，上下之邪，則用乾薑辣以開之，仲景聖法灼然矣。

又與瀉心湯法似：諸瀉心法，皆治心胃之間，寒熱不調，全屬裏症，此方以黃芩易桂枝，去瀉心之名，而曰黃連湯，乃表邪尚有一分未盡，胃中邪氣，尚當外達，故加桂枝一味，以和表裏，則意無不到矣。

後人比類好推詳：比類二字，最爲醫家之要旨，如瀉心湯黃連湯，皆柴胡之變法，而一味轉旋，便治症各異，故不知比類，則不能盡方之變，又烏能盡病情之變哉。

附一 進退黃連湯

【主治】治關格。

【本方】黃連薑汁炒　乾薑炮　人參人乳拌蒸　半夏薑製各一錢半　桂枝一錢

甘草炙一錢　大棗二枚

【用法】如格則吐逆，用進法，本方七味皆不製，水三茶盞，煎減半溫服，如關則不得小便，用退法，除去桂枝加肉桂五分黃連減半，如上逐味製服，但空心服崔氏八味丸三錢。饑時服煎劑耳，如關而且格者，照全方製服。

前湯方之歌訣及方註

進退黃連喻氏擬，下關上格均堪治，薑連參夏錢五分，桂草一錢大棗二：此即仲景黃連湯，喻嘉言旁通其旨，而加進退之法，擬治關格，獨超千古，蓋關格之症，上下不通，其營衛陰陽，各造其偏矣，是惟求之於中，和其胃氣，以調營衛，不偏陰偏陽，聽胃氣自為敷布，以漸透於上下，乃始得協於平也。

格則吐逆用進法，本方七味皆不製：如格則吐逆，則進桂枝，和衛通陽，俾陰氣由中漸透於上，藥以生用而升。

關不小便退桂枝：桂枝但能通上焦胸中之陽，而不能啓腎關之閉，故退法中不用之。

黃連減半薑汁制，人參乳拌乾薑炮：如關則不得小便，則退桂枝減黃連，俾陽氣由中漸透於下，藥以熟用而降。

還加肉桂通關閉：肉桂通下焦腎中之陽，故退法加之。

關而且格用全方，製服法兼進退例：如關而且格，則用全方製服，俾陰陽由中而漸透於上下，藥以生熟並用，而兼進退之法。

若夫五志厥陽升，進退桂枝在所忌：若五志厥陽之火，亢而爲格，則桂枝又不可用，用之則以火濟火，頭有汗而陽脫矣。

五志陽升何藥宜，宜將資液救焚使：資液救焚湯，編入炙甘草湯類。

至於崔氏八味丸：編入腎氣丸類。

退法之中所有事：少陰主闔，而爲胃關，少陰之氣不上，胃之關必不開，則小溲亦從何而出耶，故必以八味丸，蒸動腎陽而通胃關，以利小便，是則退法之中，有不得不用之理矣。

生升熟降爲進退，進退次第義若此，從中漸透於上下，聽其胃氣爲敷布，營氣先通加意營，衛氣先通加意衛，不以纔通而變法，斯治關格之要旨：營氣者，陰氣也，陰氣不通則爲關，衛氣者，陽氣也，陽氣不通則爲格，陰陽之氣俱不相通，則爲關格，與之短期，此百難愈一之症，故治此症者，必有堅確不拔之志，庶幾十愈一二，若營氣纔通，即求之於衛，衛氣纔通，即求之於營，是謂喜功生事，終無益也。

關格從來治法稀，雲岐略示其端倪，嘉言因是費經營，擬此二方非得已，聊與時師作樣看，變化生心無定體：關格之症，自靈素以及難經，仲景脈法，皆深言之，然無其方也惟宋雲岐子，有治關格九方，用腦麝者，十居六七，不達成方之理，漫圖弋獲，不足爲法，喻氏必不得已，擬此二方，爲治關格之榜樣，至於病變無方，生心化裁，初非以是印定後人眼目也，須善會之。

附二 丹溪左金丸

【主治】治肝經火鬱，呑吐酸水，左脅作痛，少腹筋急爲疝。

【本方】黃連六兩薑汁炒　吳茱萸一兩鹽水泡

【用法】水泛丸，或蒸餅糊丸。

附三 汪氏左金加陳米湯

【主治】治噤口痢，湯藥入口即吐。

【本方】黃連薑汁炒三錢　吳萸鹽水泡五分　陳倉米一撮

【用法】水煎濃服，但得三匙下咽，即不復吐矣。

附四　戊己丸

【主治】治熱瀉熱痢。

【本方】左金丸原方加芍藥六兩。

附五　連附六一湯

【主治】治胃脘痛。

【本方】黃連六兩　附子泡一兩

【用法】水煎。

前四方之歌訣及方註

左金茱連六一丸，肝經火鬱吐呑酸：吐酸者，嘔吐酸水也。呑酸者，喉間沃沃然，酸味刺心也。吐酸屬熱，呑酸屬寒，呑吐俱酸，熱與寒格也。

少腹筋急左脅痛：厥陰肝脈布脅肋，抵少腹，絡陰器，肝邪鬱結，故筋急而痛。

開其鬱結直清肝：此瀉肝火之正劑肝之子心也，實則瀉子，故用黃連爲君，直折其上炎之勢，吳萸從類相求，引熱下行，並以辛溫開其鬱結，懲其扞格。故以爲佐，然必木實而土不虛者，始宜，左金者，木從左而制從金也。

此乃瀉心之變法：此瀉心之變法，川連與乾薑同用，瀉胃家之痞結，令熱從中散。與吳萸同用，則瀉肝家之痞結，令熱從下達。

逍遙越鞠好相參：此方與逍遙散、越鞠丸，可出入加減用之。

大凡雜症多肝病：雜症之中，肝病十居六七

圖治還宜隨症觀：肝之治有數種，水衰而木無以生，地黃丸乙癸同源是也，土衰而木無以植，參苓白朮散緩肝培土是也，本經血虛有火，用逍遙散清火，血虛無火，用歸脾湯養營，至於補火之法，亦下同乎腎，而瀉火之治，則上類乎心。總而言之，肝之體陰而用陽，是故養肝之體必藉酸甘，泄肝之用，苦辛爲要。

或加陳米和胃氣，噤口痢疾服之安：噤口痢由濕熱積滯於腸胃，清濁混淆，陰陽格拒所致，黃連清熱燥濕厚腸，爲治痢之聖藥。吳萸衝開格拒而止嘔，加陳米和中養胃，此噤口痢之良治。

戊己丸中加芍藥，但逢熱痢盡宜餐：糞色黃臭爲熱痢，戊爲胃土，己爲脾土，加芍藥瀉

木，使不剋土。

連附六一治胃痛，寒因熱用理一般：瀉心用黃連、乾薑，左金用黃連、吳萸，此用黃連、附子，皆寒因熱用，陰陽相濟，最得制方之妙。

編者按：馬光亞老師云：胃酸多而痛是為熱可用左金丸；若是食後才泛酸不舒者則為寒，可用香砂六君之屬。

附六 直指香連丸

【主治】錢仲陽治下痢白赤，膿血相雜，裏急後重。

【本方】黃連二十兩與吳茱萸十兩同炒去吳茱萸用　木香四兩八錢忌見火

【用法】醋糊丸，米飲下。

附七 治痢四神丸

【主治】治一切痢疾初作，腹痛、裏急後重，推陳致新，大有奇效。

【本方】香連丸加大黃酒蒸一斤　檳榔八兩

【用法】醋丸，米飲下三十丸，未效再服。

附八　治噤口痢方　：此方可刪

【本方】黃連一錢同吳萸四分炒如上法　木香五分　石蓮子肉十四粒

【用法】水煎服

附九　宣明斷下丸

【主治】治久痢

【本方】香連丸加訶子龍骨烏梅

前四方之歌訣及方註

香連丸製仲陽氏，下痢赤白均堪治，茱炒黃連又木香，醋糊爲丸米飲餌，治痢必用苦辛寒，直指（直指書名，錢仲陽著）**此方得其義：**劉河間謂泄痢皆由濕熱甚於腸胃，氣液不得宣通，必用苦辛寒之藥，微加辛熱，開發腸胃之鬱結，使氣液宣通。如此方之類是已。

黃連苦燥澀大腸，初痢宜通勿輕試：初痢宜通，久痢宜澀，黃連味苦而燥，能厚胃澀腸，若痢方初起忌用。

益以檳榔與大黃，推陳逐垢斯無忌：黃連與大黃同用，則不濇，故初痢易可用。

噤口痢方加石蓮，清心開胃其功異：噤口痢由熱邪壅塞胃口，心火亢而上逆，故湯藥入口即嘔，石蓮子清心火，開胃口。

久痢滑脫澀之宜，斷下烏龍訶子使：烏梅龍骨訶子，濇大腸以固其滑脫。

此註尚宜更改上六字係王君原舊自註甚然甚然黃連原腸胃之說本經有誤不可從初痢胃口濕熱盛可用連久而中虛忌用矣　晉註

（六）小陷胸湯

【主治】治小結胸病，正在心下，按之則痛，脈浮滑者。

【本方】黃連一兩　　半夏半升　　栝蔞大者一枚

【用法】水六升，先煮栝蔞取三升，去滓納諸藥煮二升，去滓分溫三服，解下黃涎便安也。

小陷胸湯泄痰熱，黃連半夏及瓜蔞：程郊倩曰，黃連滌熱，半夏導飲，瓜蔞潤燥，合之以開結氣，亦名曰陷胸者，攻雖不峻，而一皆直瀉胸中之實，則邪亦從此奪矣，王晉三曰，此陷中焦脈絡之邪，故曰小。

痛在心下：小結胸病，上不至心上，下不及少腹，必按之方痛，非手不可近，與大陷胸症迥別。**脈浮滑：**浮滑爲痰熱

少陽痞熱亦能瘳：王海藏以此方治少陽熱痞，甚有道理，蓋黃連半夏，本爲瀉心散痞之藥，瓜蔞生於蔓草，能入絡滌熱消痰，痰消結散，痞熱自清。

（七）厚朴生薑甘草半夏人參湯

【主治】治汗後腹脹滿。

【本方】厚朴八兩炙　生薑八兩切　半夏半升洗　甘草二兩炙　人參一兩

【用法】水一斗，煮三升，去滓溫服一升，日三服。

前湯方之歌訣及方註

樸薑夏草人參湯，理氣調中補洩勦，汗後虛邪爲腹脹，補虛洩滿此方良：發汗後則邪氣已去，而猶腹脹滿，乃虛邪入腹。故以厚朴生薑，消脹滿，餘則補虛助胃和中也。

此註當改王註

（八）旋覆代赭湯

【主治】治傷寒汗吐下解後，心下痞鞕，噫氣不除者。

【本方】旋覆花三兩　代赭石一兩　生薑五兩切　大棗十二枚　人參二兩
　　半　夏半升　甘草三兩炙

【用法】水一斗，煮六升，去滓再煎取三升，溫分日三服。

前湯方之歌訣及方註

旋覆代赭湯人參，半夏薑甘大棗臨，重以鎮逆（代赭）**鹹軟痞，**（旋覆）**痞鞕**（音硬）**噫**（音噯）**氣力能禁：**經曰，寒氣客於胃，厥逆從下上散，復出於胃，故為噫。又曰，心為噫，噫者上焦病聲也，脾失升度，肺失降度，陰盛走於胃，屬於心而為聲，俗名噯氣，故用旋覆鹹降肺氣，代赭重鎮心包絡之氣，半夏以通胃氣，生薑、大棗以宣脾氣，而以人參、甘草，奠安陽明，俾陰陽升降，合其常度，則痞硬噯氣悉除矣。

噫氣俗名為噯氣，若兼下利瀉心尋：此與前諸瀉心法，大略相近，綱目云，病解後痞硬噫氣，不下利者用此湯，下利者生薑瀉心湯。

鎮陰宣陽扶胃弱，呃逆反胃并宜斟：此鎮陰宣陽方也，呃逆反胃，皆上中二焦，氣逆不降所致，用此鎮其陰氣，宣發胃陽則上中二焦，皆得致和矣。

類方十三：黃芩湯系

（一）黃芩湯

【主治】治太陽與少陽合病，自下利者。

【本方】黃芩三兩　甘草炙、芍藥各二兩　大棗十二枚

【用法】水一斗，煮三升，去滓服一升，日二服，夜一服。

（二）黃芩加半夏生薑湯

【主治】治前症兼嘔者，亦治膽欬，欬嘔苦水如膽汁。

【本方】黃芩湯原方加半夏半升　生薑三兩

【用法】餘同法。

前二方之歌訣及方註

黃芩湯用甘芍并，二陽合利棗加烹：按太少二陽合病，何以不用太少兩經之藥，蓋合病而兼下利，是熱邪已入少陽之裏，膽熱移脾，故自下利，則所重在裏矣，故用黃芩酸苦，泄少陽之熱，甘芍大棗酸甘，和太陰之氣，使半裏清而半表自解，和解之法，非一

端也，合病者，謂有太陽之症，頭項痛，腰脊強，又有少陽之症，耳聾脅痛口苦，寒熱往來也，自利者，不因攻下而泄瀉也，成氏曰，太陽陽明合病下利爲在表，宜葛根湯汗之，少陽陽明合病下利爲熱邪入裏，宜承氣下之，此太陽少陽合病下利，爲半表半裏，宜此湯和解之。

此方遂爲治痢祖：利泄瀉也，痢滯下也。

編者按：「利」者多屬太陰病之泄瀉、清水狀；「痢」則爲滯下，多屬濕熱爲患，泄瀉時常伴有裏急後重。

後人加味或更名：機要黃芩芍藥湯，潔古芍藥湯，皆從此方化出，遂爲萬世治痢之祖方矣。

再加生薑與半夏，下利兼嘔此能平：下利即專於治利，不雜以風寒表藥，此亦急當救裏之義，若嘔亦即兼以止嘔之藥，見症施治，古人每不出此，倘服藥後而本症愈，續見他症，則仍見症施治，可推而知也。

亦治膽欬嘔苦汁：胃氣逆則嘔，膽汁熱則苦。

苦泄辛通法最精：酸苦泄熱，辛甘和胃，胃氣和，膽熱清，欬而嘔苦自已。

編者按：黃芩湯治太陽少陽同病，爲上中二焦有熱，脉尺弱；但太陰病、食不下而脉緩也，此時不可用黃芩湯，否易徹上中二焦之熱，恐成除中之症。

附一 機要黃芩芍藥湯

【主治】治熱痢腹痛後重，身熱膿血稠黏，及鼻衄不止，脈洪數者。

【本方】即黃芩湯去大棗

附二 機要白朮芍藥湯

【主治】治脾濕水瀉，身重困弱。

【本方】即黃芩芍藥湯去黃芩加白朮三兩

前二方之歌訣及方註

黃芩芍藥（當用赤芍）**療熱痢，火升鼻衄均能治：**熱痢鼻衄，陽明火盛極矣，黃芩色黃，正清陽明腸胃之藥。白芍專益陰氣，赤芍兼和營血，故熱痢後重，宜用赤芍爲良。

瀉痢腹痛屬太陰，芍藥（此是白芍）**甘草所必使，若將白朮益黃芩，脾濕水瀉身重餌：**保命集曰，瀉痢腹痛，皆太陰病，故不離甘草芍藥。因于熱則加黃芩，因于濕則加白朮，因于風則加防風，因于寒則加官桂。

附三 潔古芍藥湯

【主治】治下痢膿血稠粘，腹痛後重。

【本方】芍藥一兩　歸尾、黃芩、黃連各五錢　大黃三錢
木香、檳榔、甘草炙各二錢　桂一錢半

【用法】每服五錢，利不減加大黃至五錢水煎服。

附四 河間導滯湯

【主治】治前症兼渴者。

【本方】芍藥湯去桂甘草加枳殼。

前二方之歌訣及方註

芍藥湯中芍藥君：重用芍藥爲君，瀉木安土。

香連芩草桂將軍：大黃號曰將軍。

檳榔行氣歸行血，

滯下：痢疾古稱滯下。**之方迥出群：**此治痢之專劑，蓋本仲景黃芩湯，而加行血調氣之藥，後世治痢之方，多從此昉也。

濕熱鬱蒸成膿血，腹痛後重服之欣：下痢皆屬濕熱，赤爲傷血，白爲傷氣，膿血稠粘，氣血兩傷也。腹痛後重，氣血皆滯也。劉河間曰，行血則膿血自愈，調氣則後重自除。

若兼渴者除甘桂，枳殼加之導滯稱：因渴故去桂，因有滯故去甘草之滿中，而加枳殼以破滯。蓋濕熱鬱積腸胃，不得宣通，因成滯下，故濕宜燥，熱宜清，鬱宜散，積宜消。自當苦辛寒雜用，稍佐溫而行之，甘以和之，治痢之法盡之矣。

痢久依然後重者，去檳連枳入荷升：此方今人多用之，大法治痢以甘芍和中，止腹痛，熱痛加芩連，寒痛加薑桂，以木香檳榔行氣除後重。氣分加枳殼滑石寬腸，血分加當歸桃仁和血，以秦艽皁角子祛腸風。以黃芩黃連清熱毒，以白朮陳皮調胃，茯苓澤瀉滲濕，大黃蕩積。若氣虛加參耆，血虛加芎歸阿膠黑薑柏葉。痢久後重不解，去檳榔黃連枳殼，加荷葉升麻舉之。

附五 姜氏東風散

【主治】治一切痢疾，或赤或白，或赤白相兼，以及裏急後重，腹痛噤口等症，咸宜服之。

【本方】黃芩、白芍、當歸、檳榔、枳殼、青皮炒、厚朴炒各一錢　木香煨五分

甘草三分　查炭一錢半

【用法】水煎服，加減法即編入歌中。

前湯方之歌訣及方註

東風散用芍甘青：東風和暢，主生長萬物，此劑和平而却有起死回生之效，故取以名方。

木枳檳查歸朴苓：此即潔古芍藥湯之變法。

此劑能醫一切痢，痢剛初起急煎斟，老年寒藥當煨製，延久脾虛加朮參：此方一切痢疾初起者，服之立效，惟老年衰弱者，寒藥當用煨製，如延久脾虛者亦然，更宜加入人參白朮，以補脾氣。

腹痛黃芩須酒炒，柴胡又在瘧兼侵：瘧痢並見，加柴胡六分。

痢而熱甚黃連入：痢而發熱甚者，加黃連薑汁炒四分。

肢冷虛煩肉桂臨：虛煩手足冷者，加肉桂四分。

白痢橘紅香附使：白痢加橘紅七分，香附生研一錢。

若然紅痢地榆任，桃紅紅痢還加引：紅痢加地榆炭八分，若紅痢澀滯者，加桃仁一錢，紅花酒洗三分。

赤白相兼兩法紝：赤白兼見者，如地榆香附等，宜並用之。

純血膠薑連側柏：下痢純血加阿膠，以黃連末拌炒一錢，炮薑三分，側柏炒一錢。

舌黃後重大黃擒：舌胎黃厚，裏急後重者，加酒炒大黃三錢。

假如孕婦投斯劑，檳朴桃紅桂共禁：如孕婦痢疾用此方，宜去桃仁紅花檳榔厚朴肉桂，以及半夏神麴等礙胎藥。

痢疾多由於濕熱，誤投溫補禍延深：痢疾之症，惟夏末秋初最多，多由于夏暑濕熱，伏于腸胃，蒸腐水穀之精氣而化爲膿血，治之必以苦辛寒藥。此河間之要訣，若初起誤投溫補，致濕熱膠固不解，必受其害，延至月餘，形體骨立，不思飲食，則難挽救。

此爲姜氏傳心秘，加減圓通仔細吟：此方見香山吳濟亨家藏抄本中，其徒張鏡如云，是華墅姜體乾先生所著，未知果否，然姜氏賢聲素著，爲常州府屬之名醫，生平著述頗多，惜未梓行於世。

附六　治痢奇方

【主治】葉氏袖中金，治噤口下痢，純血穢腐，身熱脈大，大孔如竹筒，諸般惡症，並可主之，但恐服之已遲。毒邪攻壞臟腑，則難救耳。

【本方】黃連酒炒六分　赤芍酒炒一錢　木香煨三分　青皮醋炒八分
枳殼麩炒八分　檳榔八分　山查肉炒一錢半　黃芩酒炒一錢
地榆醋炒五分　紅花酒洗三分　桃仁去皮尖炒研一錢　當歸酒洗五分
厚朴薑汁炒八分　甘草炙五分

【用法】右十四味，水煎服，如痢初起，在十日內外者，諸藥俱不必製。如半月以後者，宜去檳榔加陳皮鹽水炒四分，諸藥照方逐味製服，如白痢去桃仁、地榆，加陳皮四分、木香加三分，如延至月餘，脾胃虛弱者，去查肉青皮檳榔，加人參五分、白朮土炒五分。

前湯方之歌訣及方註

治痢奇方出葉氏，東風散裏加紅花，桃仁黃連地榆炭：此方即東風散加後四味。

青出於藍尤足誇：葉應昌即姜體乾之門人，著有袖中金。

下痢純紅兼噤口，十天內外用無差，方中若去桃紅地，加木香陳白痢嘉，或益大黃因澀滯：澀滯後重，必加大黃。

逐除腐穢以攻邪，期踰半月宜加減，炒法頻將酒醋拏：酒以和之，醋以斂之。

大熱脈洪雖忌款：下痢身涼脈小爲順，易治，若大熱脈洪，大孔如竹筒，爲逆，難治。

但投此劑莫驚訝：此方治痢雖見諸般惡症，若早治之亦能挽救。

惟經溫補難為效，雖有奇方亦可嗟：葉氏自云此方隨用輒效，間不效者，必其初投參朮等補劑太早，補塞邪熱在內，久而正氣已虛，邪氣獨盛，纏綿不已，欲補而濇之則助邪，欲清而疏之則愈滑，遂至于不可救藥，雖有奇方，亦無如之何矣，此非溫補害之耶，用者審之。

類方十四：五苓散系

(一) 五苓散

【主治】治太陽病，發汗後，汗出惡寒，脈浮，小便不利，微熱消渴，即中風發熱，六七日不解而煩，有表裏症。渴欲飲水，水入即吐，名曰水逆，宜此主之。通治水腫霍亂，身痛胸中滿，臍下悸，吐涎頭眩等症，此利水之祖方也。

【本方】豬苓、茯苓、白朮各十八銖　澤瀉一兩六銖　桂五錢

【用法】為末，以白飲和服方寸匕。日三服，多飲煖水，汗出愈。

附一 辰砂五苓散

【主治】治暑熱。

【本方】五苓散五分加硃砂五分

【用法】共研和，白飲服。

附二 蒼朮五苓散

【主治】治寒濕。

【本方】五苓散五分加蒼朮五分
【用法】服同上。

（二）茵陳五苓散

【主治】治黃疸。
【本方】五苓散五分加茵陳蒿十分
【用法】同上。

附三 春澤湯

【主治】治無病而渴，與病瘥後渴者。
【本方】五苓散加人參一方有甘草

前五方之歌訣及方註

五苓散治太陽府：李東垣曰，五苓散，太陽病之下藥也，太陽高則汗而發之，下則引而竭之。渴者邪自太陽傳入膀胱之府也，是謂傳本，當下之，使從膀胱而出，若小便利者不宜用。

桂朮澤瀉豬茯苓，多飲暖水取微汗，雙解表裏煩渴清：二苓澤瀉，爲利水之主藥。用白朮者培土以制水也。加桂枝者，因表未全解也，服後多飲暖水，取其氣散營衛，令得似汗而表裡雙解矣。

小便不利而渴飲，飲蓄胸中水氣停：胃中乾燥而渴飲，此無水也，與水則愈，宜白虎湯。小便不利而渴飲，此蓄水也，利水則愈，宜五苓散。

水入即吐名水逆：胸中有水，則不能容水，故水入則吐。水入即吐，名曰水逆，宜五苓散。食入即吐，名曰寒格，宜乾薑黃連黃芩人參湯。

二條合看益分明：按五苓症，一則曰傷寒脈浮，小便不利，微熱消渴。一則曰，中風發熱而煩，渴欲飲水，水入即吐，二條合看益知五苓爲利水而設，非治煩渴也。

故用五苓通水道，不然煩渴豈堪烹：水氣蒸騰，爲煩爲渴，與五苓以利水，水去則煩渴自除，此治病必求其本也。若煩渴非因水氣者，豈五苓所可治哉。

身疼霍亂分寒熱，表裏陰陽辨別行：霍亂身疼，須分寒熱二症，若熱多欲飲水者，宜五苓散和太陽之表裏，若寒多不用水者，宜理中丸理中藏之陰陽。

若以桂枝更肉桂：此本一方二法，治傷寒用桂枝，治雜病用肉桂乃有表無表之分。

吐涎眩悸水邪聽：臍下悸，吐涎沫，水氣自下而上逆頭眩者，精氣不布于上也，惟利其水，則眩悸吐涎悉愈。

水邪內著誠能祛，外溢肌膚腫亦靈：此方治內著之水，誠爲合度，即裏水外滲于肌肉而爲腫滿者，亦靈。

除桂名爲四苓散，無寒但渴服之靈：周揚俊曰，但小便不利而渴，祇用四苓足矣，蓋外無惡寒發熱身痛之表症，則不必用桂枝。內無眩、悸吐涎之裏症，則不必用肉桂。

辰砂清熱蒼除濕，黃疸茵陳不改名：五苓散加辰砂清熱，加蒼朮勝濕，加茵陳治疸，皆仍五苓之名。

春澤加參名便易，病前病後渴能平：五苓散加人參，名春澤湯，取古詩春水滿泗澤意，明言此湯治，胸中有蓄水之渴也，一因無病而津氣先虛，一因病後而津氣未復，故加參以生津益氣。

五苓利水之專劑，作散方能布水精：五苓爲利水之專劑，作散服者，津取其停留胸中，緩循經絡，以輸脾歸肺，下達膀胱，水精四布，五經並行，則水得盡去，而津液不傷，此仲景之微意也。

寧靜水邪從下竭：小青龍治動而上逆之水，故汗而散之。五苓散治靜而不行之水，故引而竭之。

變湯鮮效古來評：徐靈胎曰，此乃散方，近人用以作湯，往往鮮效，終當從古法爲是，用者審之。

編者按：一般臨床上的使用習慣、消化道用藥偏好用「散劑」如安中散、平胃散等，因爲這些藥的有效成份爲多種酵素，經過烹煮過藥效果降低。

（三）豬苓湯

【主治】治陽明病，脈浮發熱，渴欲飲水，小便不利者。並治少陰病，下利六七日，欬而嘔渴，心煩不得眠者。

【本方】豬苓去皮、茯苓、澤瀉、滑石研、阿膠各一兩

【用法】水四升，先煮四味取二升，去渣納膠烊化，溫服七合，日三服。

前湯方之歌訣及方註

豬苓湯內二苓全，澤瀉阿膠滑石研，利水育陰兼瀉熱：此即五苓散去桂朮，加阿膠育陰，滑石瀉熱，以治陽明少陰二經之水熱，寓育陰于利水之中，爲利小便之潤劑，與五苓散利水雖同，寒熱迥別，惟明者知之。

溺秘心煩嘔渴痊：心煩爲熱，小便不利屬濕，濕熱鬱蒸，則嘔而口渴。

汗多胃燥非宜用恐令亡津大便堅：陽明篇云，汗多胃燥者，不可與豬苓湯，恐亡津液，令大便硬也，然則大便硬者，豬苓湯更不可與，明矣。

編者按：五苓散的病位於上中二焦，所以脉位於寸關之間；豬苓散的病位於中下二焦，脉位於關後。

（四）茯苓甘草湯

【主治】治傷寒汗出，厥而心下悸，口不渴者。

【本方】茯苓二兩　桂枝二兩　甘草炙一兩　生薑三兩

【用法】水四升，煮二升，分溫服。

前湯方之歌訣及方註

茯苓甘草桂生薑，泄水（茯苓生薑）**扶陽**（桂枝甘草）**厥悸嘗：**水停心下則悸，陽氣不布于四末則厥。

先治水而後治厥，不然下痢却須防：論云，傷寒厥而心下悸者，宜先治水，却治其厥，不爾水漬入胃，必作痢也。

汗出厥悸口不渴，亡陽輕症此能匡：旭高案，此方傷寒論一治厥悸，一治汗出不渴，諸家不知兩相綰照，故註之多不得其理，若能互文以會意，則此方之義了然矣。蓋汗出而厥，爲陽氣外亡，悸而不渴，爲水氣停中，猶幸脈不細微，身不振惕，此水氣亡陽之輕者也，故用茯苓生薑散水氣，桂枝甘草以扶陽，若稍重者，當與苓桂朮甘湯。尤重者當與眞武湯，何以知之，以三方同用茯苓知之，蓋汗大泄，必引腎水上泛，非茯苓不能制之，故亡陽之症必多汗，若陽未全亡，則用桂枝甘草以斂汗，若陽以外亡，必用附子以回陽，而茯苓則爲主藥，此方與苓桂朮甘及眞武湯皆治水氣亡陽之症，而分淺深次第以爲治也，嗟乎，使非統會全經，安能窺仲景之堂奧哉。

編者按：旭高在此道盡誤汗傷津甚至亡陽的解決方式1輕微：茯苓甘草湯。2中等：苓桂朮甘湯。3嚴重：眞武湯；此有助於解決臨床上諸多的問題，如水腫、過敏性鼻炎…等問題。

（五）茯苓桂枝甘草大棗湯

【主治】治傷寒發汗後，其人臍下悸，欲作奔豚者。

【本方】茯苓半斤　桂枝四兩　甘草二兩炙　大棗十二枚

【用法】右以甘瀾水一斗，先煮茯苓減二升，納諸藥煮三升，溫服一升，日三服。

苓桂甘草大棗湯，培土（甘草大棗）**制水**（茯苓）**保心陽**（桂枝），**茯苓重用法去煮：**

凡方中重用之藥，法必先煮。

甘瀾水以萬遍揚：甘瀾水法，以水二斗，揚之萬遍，取用，大約取其動極則思靜之意。

腎氣奔豚宜泄制：王晉三云，腎氣奔豚，治宜泄之制之。茯苓桂枝，通陽滲泄，保心氣以禦水淩，甘草大棗，補脾土以制水泛，甘瀾水緩中而不留，入腎而不著，不助水邪，則奔豚臍悸之勢緩，是方及茯苓甘草湯，惡生薑性升而去之，其義深且切矣。

水邪臍悸力能攘：按心下悸，是水已淩心，故茯苓甘草湯，用生薑散心胸間水氣。此臍下悸，是水方上逆，猶未至于淩心，故去生薑之升散，而加大棗之緩中，以制其上逆之勢也，凡水邪作悸，茯苓爲必用之藥，人皆知之，而仲景二方，皆佐以桂枝者，何也？蓋下焦腎水，必挾肝邪而後能上逆，惟桂能伐木，而又可以扶陽散寒，故亦必用之也，余友陸覲揚云，治心下悸宜用桂枝，臍下悸宜用肉桂，其說甚是，姑誌之。

編者按：以上二方皆可治水氣上逆之邪，唯茯苓甘草湯治心下悸，水氣上逆沖於心；苓桂甘棗湯則治臍下悸、水氣方上逆，但仍於臍下。

（六）苓桂朮甘湯

【主治】治心下有痰飲，胸脅支滿，目眩，及傷寒吐下後，心下逆滿，氣上衝胸，起則頭眩，脈沈緊，發汗則動經，身爲振振搖者。

【本方】茯苓四兩　桂枝三兩　白朮三兩　甘草二兩炙

【用法】水六升，煮三升，分三服。

前湯方之歌訣及方註

苓桂朮甘蠲飲劑，崇脾以利膀胱氣：膀胱氣鈍則水蓄，脾不行津液則飲聚，白朮甘草，崇脾土以運津液，茯苓桂枝，利膀胱以布氣化，則痰飲悉蠲矣。

飲邪上逆氣衝胸，胸脅支滿眩暈既：胸脅支滿，頭目眩暈，是痰飲之的症。

病痰飲者藥當溫：病痰飲者，當以溫藥和之，此治痰飲要訣。

水飲旋從小便去：金匱云，夫短氣有微飲，當從小便去之，苓桂朮甘湯主之，腎氣丸亦主之，尤氏曰，氣爲飲抑則短，欲引其氣，必蠲其飲，飲水類也，治水必自小便去之。趙以德曰，仲景並出二方，妙義益彰，呼氣之短，用苓桂朮甘湯之輕清以通其陽，陽氣化則小便能出矣，吸氣之短，用腎氣丸之重降以通其陰，腎氣通則關門自利矣。

誤汗動經身振搖，陽虛輕者斯能御：誤汗動經，身振振搖，此亦陽虛而挾水飲之症，及眞武症之輕者，故此法亦仿眞武之意。

附四 河間桂苓甘露飲

【主治】治中暑受濕，引飲過多，頭痛煩渴，濕熱小便秘。

【本方】茯苓一兩　豬苓五錢　澤瀉一兩　甘草二兩　白朮五錢　肉桂五錢
滑石四兩　石膏二兩　寒水石二兩

【用法】右爲末，每服三錢，溫酒調下，生薑湯尤良。

附五 子和桂苓甘露飲

【主治】治伏暑煩渴，渴欲飲水，水入則吐，脈虛者。

【本方】即河間方中去豬苓　減三石一半　加人參、乾葛各一兩　藿香五錢
木香一錢

【用法】服法同。

河間桂苓甘露飲，五苓散加三石甘：此即五苓散加滑石、石膏、寒水石、甘草。

中暑煩渴小便秘，清熱利濕所宜諳：王晉三曰，消暑在于消濕去熱，故用五苓去濕，三時解熱，濕熱既去。一若新秋甘露降而暑氣潛消矣。

三石減半豬苓去，加參葛藿木香參，此是子和甘露飲，脈虛水逆：水入則吐，名曰水逆。

服之堪，霍亂轉筋煩渴者，益虛去濁用無慚：程扶生曰，吐瀉亡津煩渴，法宜補脾胃，生津液，升清降濁，分消濕熱，此方最爲合度。喻嘉言曰，河間方用五苓三石甘草，意在生津液以益胃之虛，子和加入人參、葛根、藿香、木香，益虛之中，又兼去濁矣。

附六 河間六一散

【主治】治暑邪表裏俱熱，煩躁口渴，小便不通，砂淋、石淋，吐瀉瘧痢，又能下乳滑胎，解酒食毒。

【本方】滑石六兩　甘草一兩

【用法】爲末，每服三錢，新汲水調下，加辰砂名益元散。

附七 **清六散**

【主治】治赤痢。

【本方】本方加紅麴五錢。

附八 **溫六散**

【主治】治白痢。

【本方】本方加乾薑五錢。

附九 **三生益元散**

【主治】治血淋。

【本方】本方加生扁柏葉　生車前　生藕節

前四方之歌訣及方註

六一**滑石同甘草：**取天一生水，地六成之之意，故名六一，又名天水散。

解肌行水兼清燥，統治表裏及三焦，熱渴暑煩瀉痢保：滑石氣輕，能解肌，質重能清降，寒能勝熱，滑能通竅，淡能行水，使肺氣降而下通膀胱，故能祛暑止瀉，解煩除渴而利小便，加甘草者，和其中氣，又以緩滑石之寒滑也。

下乳通淋能滑胎：皆取滑可去著之義。

津虧無熱非宜討：河間此方，統治表裏上下三焦濕熱，然惟體盛濕多之人，宜服之以解暑利水，使濕熱從小便出，若無熱之人，而多服此，則反耗其津液，而渴轉甚，又當服生脈散。

加入辰砂號益元：滲泄而不損元氣，故曰益元。

清心消暑尤爲好：辰砂清鎮心神，則暑熱易却。

紅麴清六赤痢靈：赤屬熱傷血分，紅麴能調六腑之血。

乾薑溫六白痢寶：白屬熱傷氣分，乾薑能散濕熱之氣。

三生益元治血淋，側柏車前藕節擣：加入三味，鮮擣汁調服，涼血止血通淋。

附十　大橘皮湯

【主治】治濕熱小便不利，大便泄瀉，鮮及水腫等症。

【本方】滑石六錢　甘草一錢　豬苓五分　赤苓一錢　澤瀉五分

白朮土炒五分　肉桂五分　陳皮錢半　木香三分　檳榔三分

【用法】加薑煎，每服五錢。

前湯方之歌訣及方註

大橘皮湯治濕熱，五苓六一二方綴，陳皮木香檳榔增，能消水腫及瀉泄：小水併入大腸，致小便不利，而大便泄瀉，五苓散六一散二方，皆行水瀉熱之藥，加檳榔峻下，陳皮木香，理氣以利小便而實大便也，水腫亦濕熱爲病，故皆治之。

類方十五：理中湯系

（一）理中湯

【主治】治太陰病，自利不渴，寒多而嘔，腹痛脈沈而細，以及中寒霍亂，胃中寒飲，喜唾涎沫，並宜服之。

【本方】人參、甘草炙、白朮、乾薑各三兩

【用法】水八升，煮三升，去滓溫服一升，日三服，加附子一枚，名附子理中湯。治症同上，而手足厥冷者宜此。

編者按：陳修園認爲服此湯後，可飲熱粥一升，以助藥勢補中宮

前湯方之歌訣及方註

理中湯主理中鄉：理中者，理中焦之氣，以交于陰陽也。

甘草、人參、朮、黑薑：人參、甘草，甘以和陰，白朮、乾薑，辛以和陽，辛甘相輔以處中，則陰陽自然和順矣，此溫補中焦之主方也。

嘔利腹痛脈沈細，口無燥渴此爲良：以上皆中宮虛寒之症，自利不渴者，爲寒，若渴者爲熱。

手足厥冷陰寒甚，或加附子總扶陽：手足厥冷，陽氣虛而陰寒極矣，故加附子以扶陽氣。

（二）桂枝人參湯

【主治】治太陽病，外症未除，而數下之，遂協熱而利，利下不止，心下痞硬，表裏不解者。

【本方】理中湯原方

【用法】以水九升，先煮四味取五升，納桂枝四兩更煮，取三升，去渣溫服一升，日二夜一服。

前湯方之歌訣及方註

桂枝、人參、甘、朮、薑，太陽協熱利煎嘗，必因數下傷中氣，裏已虛寒用此方：此必因數下之後，而傷中氣，外雖協熱，而裏已虛寒，故仍用溫補。

利不止而心下硬，脈來微弱始相當：下利不止，脈微細弱，中宮之陽氣虛矣，雖心下痞硬，亦屬虛痞。

先煎四味後煎桂，溫補之中解表勷：先煮四味後納桂枝，欲其于，溫補藥中，越出于表，以散餘邪，此太陽太陰同治之方，與桂枝加芍藥湯相表裏，同治太陽誤下，邪陷入于太陰之症，亦觀其表症裏症之孰多孰少，故治各有別。

（三）桂枝附子湯

【主治】治傷寒八九日，風濕相搏，身體煩疼，不能自轉側，不嘔不渴，脈浮虛而濇者。

【本方】桂枝四兩　附子三枚　甘草二兩　生薑三兩　大棗十二枚

【用法】水六升，煮二升，去滓分溫三服：此即桂枝去芍藥加附子湯，但彼桂枝用三兩，附子用一枚，以治下後，脈促胸滿惡寒之症。此桂枝加一兩，附子加二枚，以治風濕身疼脈浮濇之症，彼編入桂枝湯類，此入于理中湯類，各有其理也。一方而治病迴殊，分兩之不可忽如此。

（四）朮附湯

【主治】治症同前，而大便硬，小便自利者宜此。

【本方】桂枝附子湯去桂枝，加白朮四兩

【用法】煎服法同，初服其人身如痹，半日許，服三服盡，其人如冒狀，勿怪，以朮附併走皮中，逐水氣未得除，故使然耳，虛家及產婦，宜減服之。

（五）甘草附子湯

【主治】治風濕相搏，骨節煩疼掣痛，不得屈伸，近之則痛劇，汗出短氣，小便不利，惡風不欲去衣，或身微腫者。

【本方】甘草二兩炙　白朮二兩　桂枝四兩　附子二枚炮

【用法】煎服法同上，取微汗。

前三方之歌訣及方註

桂枝附子湯甘草，薑棗煎之風濕嘗，身重難於自轉側：濕邪重著。**脈虛不渴**：內外之陽俱虛。**始相當**：風濕外持，衛陽不振，用此振陽氣而敵陰邪。**大便硬而小便利，去桂加朮朮附湯**：桂枝通太陽之氣化，白朮生腸胃之津液，大便硬是腸胃之津液乾枯，故加白朮，小便利則太陽之氣化自利，故去桂枝。**若除薑棗留桂朮，甘草附子湯名彰，骨節煩疼**：濕滯關節。**并短氣**：濕滯於中。**惡風汗出**（風淫於表）**服之良，風勝於濕桂附治。濕勝於風朮附匡，風濕俱勝宜甘附，**

總之三法盡通陽：王晉三謂桂枝附子湯治風勝於濕，白朮附子湯治濕勝於風，甘草附子湯治風濕俱勝，雖非仲景心法，然其說頗通，姑誌之。

（六）甘薑苓朮湯

【主治】一名腎著湯，治腎著之病，其人身體重，腰中冷如坐水中，形如水狀，反不渴，小便自利，飲食如故，病在下焦，此身勞汗出，衣裏冷濕，久久得之，腰以下冷痛，腹重如帶五千錢，此湯主之，併治胞痹，少腹膀胱按之內痛，若沃以湯，澀于小便，上爲清涕。

【本方】甘草二兩　白朮炒二兩　乾薑炮四兩　茯苓四兩

【用法】水五升，煮三升，分溫三服。

前湯方之歌訣及方註

腎著甘薑苓朮湯，濕傷脾腎此爲良，腰中冷痛食如故，足見非關精氣傷，身重腹重俱濕甚，甘溫淡滲已能匡：喻嘉言曰，腰冷如坐水中，非腎之精氣冷也，故飲食如故，便利不渴，且與腸胃之府無涉，況腎臟乎，故但用甘溫通陽，淡滲行水之藥足矣，按腰爲腎府，令濕之邪著而不移，是著痹也，甘薑苓朮，煖土勝濕，所以制水也。

宣明（河間著）用治胞痹症，少腹膀胱若沃湯，小便不利鼻流涕，通陽行水義當量：按風寒濕邪，客於胞中，則太陽膀胱之氣不能化，故水道不通，按之若沃以湯，形容小水脹極之情切著矣，其上清涕者，足太陽經上絡額腦，太陽經氣不得下行，而但上入於腦，流出於鼻，故爲清涕，宣明用此湯治之，固取其通陽行水，究不若五苓散徹上徹下，表裏兼施之爲當也，用者審之。

（七）甘草乾薑湯

【主治】治肺冷唾涎沫而不渴，必遺尿小便數，宜以此溫之，並能回中焦之陽氣。

【本方】甘草四兩炙　乾薑二兩炮

【用法】水三升，煮一升半，分溫再服。

前湯方之歌訣及方註

甘草乾薑溫肺氣，

唾涎（唾涎沫者，必有寒飲）**溲數**（氣化失令）**且遺尿**（膀胱不藏）

口無燥渴：知非熱邪。**方宜服**

水冷金寒此劑司：此方之治肺痿乃肺中有水飲寒邪者，若火灼金傷之肺痿，與此相反不可誤施。

陽氣溫和津自化：陰自陽生，津自氣化，若陽氣不布，陰津亦不得上供，此乃溫陽氣以回津之法，非眞能救肺液枯痿也。

亡陽輕症亦堪施：乾薑苦辛，守而不走，故君以甘草，使辛從甘化，則能守中復陽，此得理中之半，方是回中焦陽氣之輕劑。

（八）吳茱萸湯

【主治】治陽明胃寒，食穀欲嘔，及少陰吐利，手足逆，煩躁欲死者，又厥陰乾嘔，吐涎沫而頭痛者，並主之。

【本方】吳茱萸一升洗　人參三兩　生薑六兩　大棗十二枚

【用法】水七升，煮二升，分溫三服。

加附子一枚名吳茱萸加附子湯：治寒疝腰痛，牽引睪丸，脈沈遲者。

吳茱萸湯人參棗，重用生薑溫胃好：吳萸生薑，溫胃散寒，人參大棗，緩脾益氣，亦中焦之治法。

食穀欲嘔：必食而嘔，受病在納穀之處。**吐涎沫：**胃中有寒飲。

厥利煩躁皆能保：吐利而手足厥冷，煩躁欲死，少陰之陽并露矣，吳茱萸為厥陰之主藥，上可溫胃寒，下可救腎陽，故能統治以上諸症。

又吳萸加附子湯，寒疝脈沈所宜擣：疝為肝病，故用吳萸，以直溫肝經，加附子以散寒溫腎。

編者按：鄭欽安認為吳茱萸湯有溫中、降逆、補肝的作用。

（九）附子粳米湯

【主治】治腹中寒氣，雷鳴切痛，胸脅逆滿嘔吐。

【本方】附子一枚炮　半夏半斤　甘草一兩　大棗十枚　粳米半升

【用法】以水八升，煮米熟湯成，去滓溫服一升，分三服。

前湯方之歌訣及方註

附子粳米半甘棗，益胃通陽溫腎好：此益胃通陽溫腎之劑，半夏甘草粳米大棗，皆脾胃藥，加入附子一味，通徹上下，上可散寒止嘔，下可溫經定痛，眞神方也。

雷鳴切痛（四字著眼）**腹中寒，胸脅逆滿嘔能保**：腎虛寒動於中，胃陽爲寒凝窒，故下爲雷鳴切痛，上爲逆滿嘔吐。

（十）大建中湯

【主治】治心胸中大寒，痛嘔不能飲食，腹中滿，上衝皮起，出見有頭足，上下痛而不可觸近者。

【本方】蜀椒二合炒去汗　乾薑四兩　人參一兩

【用法】水四升，煮二升，納膠飴一升微火煎，取二升，分溫兩服，如一炊頃，可飲粥二升，溫覆之。

前湯方之歌訣及方註

大建中湯建中陽：大建中臟之陽，以勝上逆之陰。

蜀椒乾薑：溫中散寒。**參飴糖**：建立中氣。

心胸大寒痛嘔吐，不能飲食腹滿膨：陰寒氣盛，中土無權。

上衝皮起有頭足：陰凝成象。

痛不可近此能攘：前附子粳米症，尚未至於不能食，胃氣未傷，故祇用甘棗梗米和胃氣，半夏附子止嘔痛，此症痛嘔而至於不能食，脾胃大虛，故用人參飴糖，建立中氣，蜀椒乾薑，溫中散寒，其症大段相同，而此重於彼耳。

附一　聖濟吳茱萸湯

【主治】治濁氣在上，則生䐜脹。

【本方】吳茱萸洗炒二兩　官桂二兩　乾薑炮二兩　蜀椒炒去汗五錢

陳皮去白五錢　白朮五錢　厚朴薑汁製二兩

【用法】爲末，每服三錢，水一大盞，生薑三片同煎，至八分，空心去渣溫服。

前湯方之歌訣及方註

聖濟吳萸湯朮朴，椒薑陳桂七般藥，濁氣在上生䐜脹，是亦陰陽之反作：經言寒氣生濁，濁氣在上，則生䐜脹，是亦陰陽反作也。

宣布五陽驅濁陰，濁降胃和脹自祛：此溫散降濁之法，吳萸入肝，官桂入心，乾薑入脾，橘紅入肺，蜀椒入腎，皆氣厚性輕，芳香開發之品，用以宣布五陽，驅散濁陰，更以白朮厚朴，溫中和胃，濁降胃和，䐜脹立已，眞有捷於影響之妙。

附二 局方連理湯

【主治】治傷暑，瀉而作渴。

【本方】理中湯原方加黃連一兩茯苓三兩，原註云，外感盛暑內傷生冷非此不可。

前湯方之歌訣及方註

連理湯方即理中，黃連更與茯苓充，外傷盛暑內生冷，瀉而作渴可為功：理中湯，治中氣虛寒之方也，太陰病，自利不渴為臟有寒，固宜以此溫之，若渴則為有熱矣。乃局方連理湯，但加黃連茯苓二味，以治傷暑瀉而作渴。觀原註云，外感盛暑，內傷生冷，非此不可。可知其義仍則重於中臟有寒，故得用理中為主，加黃連所以清暑，茯苓所以滲濕，殊非因渴而加也。然則凡病渴者，皆當作熱治，而瀉而作渴者，半屬亡津，仍當主以甘溫生津止渴，與夫本濕標熱，雖渴而不欲飲者，治宜苦辛雜用，寒熱兼施，均不得專恃苦寒也，審矣。且黃連性大寒而味極苦，苦屬火而寒屬水，以治水火相亂，濕熱為病之渴則可。若燥火之渴，而過服黃連，則火從苦發，恐反益其燥矣。故神農本草但云黃連主腸澼腹痛自利，並未言及能止渴也，或謂黃連因渴而加，淺矣淺矣。故余辯論若此。

編者按：旭高之理明矣，世醫皆以渴作熱治，殊不知燥亦作渴，三焦不利亦作渴，治之殊亦，不可以一概全也。

附三 崔行功枳實理中丸

【主治】治寒實結胸，胸膈高起，手不可近者。

【本方】理中湯原方加枳實 麩炒二兩 茯苓三兩

【用法】水泛丸。

前丸方之歌訣及方註

枳實理中丸茯苓，參甘薑朮互調停，寒痰凝結胸中痛，破結通陽此法靈：按寒實結胸，無熱症者，仲景用三物白散以溫下之，惟體實者相宜。若體虛者，當先理氣。崔氏此丸，深中肯綮。然觀是方補中散寒，滌痰蠲飲具備，以治脾胃虛寒，痰飲併結於胸，胸膈滿痛者，必獲效驗用者知之。

附四 **東垣治中湯**

【主治】治憂思鬱結，脾虛氣滯，胸腹痞滿，兼食積者。

【本方】理中湯加青皮陳皮各一兩　更加厚朴名溫胃湯：治同。

前湯方之歌訣及方註

治中湯製自東垣，鬱結能舒痞滿寬，大法理中湯作主，青陳破滯帶疏肝：鬱結傷中，則木來乘土，胸中痞滿，不思飲食，是肝實脾虛也。故用理中湯補土和中。加青皮陳皮以破滯而平肝氣。

憂思氣結脾虛脹，厚朴加之溫胃安：厚朴溫胃氣消脹滿。

附五 **景岳理陰煎**

【主治】治眞陰不足，脾腎虛寒等症，若素多勞倦之人忽感寒邪，不能解散，用此溫托最良，及婦人經遲腹痛並效。

【本方】熟地　當歸　乾薑　炙甘草

若勞倦感寒，可加麻黃，甚則加細辛附子，經遲腹痛，加肉桂玄胡索，若但加附子：名附子理陰煎，治命門火衰。

附六 景岳六味回陽飲

【主治】治陰陽將脫垂危諸症。

【本方】人參　製附子　炮薑　炙草　熟地　當歸

前二方之歌訣及方註

理陰歸草乾薑地，此是理中之變義，脾腎虛寒陰又虧，忌投剛燥宜斯治：景岳自云，此理中之變方也，凡脾腎虛寒等症，宜剛燥者，當用理中六君之類，宜溫潤者，當用理陰大營之類，欲知調補，當先察此。

勞倦傷寒溫托良，散邪加入麻辛使：凡勞倦感寒，邪不能散，發熱身疼頭痛，背心肢體畏寒，但脈數無力，或雖口渴，亦是假熱之症，若用寒涼攻之必死，宜速用此方以溫補陰分，托散表邪，連進數劑，使陰氣漸充，則汗從陰達而寒邪不攻自散，其效如神，若寒凝陰勝，而邪有難解者，必加麻黃，若在嚴寒之令，更加細辛，或再加附子，此寒邪初感，溫散第一方也，但仲景溫散，首重麻黃桂枝，景岳溫散，即以理陰煎及大溫中飲爲增減，此雖一從陽分，一從陰分，其跡若異，然一逐于外，一托于內，而用溫則一也，當因所宜而酌用之。

經遲腹痛嘔因寒，或益延胡肉桂餌：延胡肉桂，散營分之寒，通月事，止腹痛。

陰陽將脫症垂危，六味回陽（飲）參附致：人參附子，以回陽氣。

類方十六：四逆湯系

（一）四逆湯

【主治】治少陰病，下利清穀，裏寒外熱，手足厥冷，汗出而厥，及膈上有寒飲乾嘔者，又治太陽發熱頭痛脈沈，雖身疼痛，當救其裏，又太陽病，發汗後，大汗出，熱不去，內拘急，四肢疼，下利厥逆而惡寒者，均宜以此主之。

【本方】甘草二兩炙　乾薑一兩半　附子一枚生切

【用法】水三升，煮一升二合，去滓分溫再服，強人可大附子一枚乾薑三兩。

（二）通脈四逆湯

【主治】治症同上，而脈微欲絕者宜此。

【本方】四逆湯原方乾薑用三兩加葱九莖

【用法】餘同法。

編者按：此葱白為引經藥，有通上通下、疏通經脈阻滯之功。

（三）通脈四逆加豬膽汁湯

【主治】治陰盛格陽，手足厥冷，脈微欲絕，面赤咽疼煩躁者宜此。
【本方】通脈四逆湯加豬膽汁半合
【用法】煎如前法，煎成納豬膽汁和服。

（四）四逆加人參湯

【主治】治惡寒脈微而復利，利止亡血也。
【本方】四逆湯原方加人參一兩餘同。

（五）茯苓四逆湯

【主治】治發汗若下之後，四肢厥冷，汗出不止，脈微欲絕煩躁者。
【本方】四逆加人參湯內，更加茯苓六兩
【用法】煎服法同。

前五方之歌訣及方註

四逆湯中薑附草，四肢逆冷急煎嘗：按方名四逆，必以之治厥逆，論云，厥者陰陽氣不相順接，手足逆冷是也。

類方十六：四逆湯系

臟寒吐利脈沈細：上吐下利而脈沈細，口不渴，以其臟有寒故也，溫之無疑。

飲邪乾嘔亦相當：寒飲無食物，溫之則寒散而飲去嘔止，凡治飲皆用溫法。

身疼清穀先溫裏：凡病皆當先表後裏，惟下利清穀，則以扶陽爲急，而表症爲緩，雖身疼痛，亦當先救其裏，俟清穀止而身疼未除者，仍從表治可也。

不論三陰與太陽：王晉三曰，四逆湯凡三陰一陽症，中有厥者皆用之，故少陰用以救元海之陽，太陰用以溫臟中之寒，厥陰薄厥，陽欲立亡，非此不救，至于太陽誤汗亡陽亦用之者，以太少爲水火之主，非交通中土之氣，不能內復眞陽，故以生附子生乾薑，徹上徹下，開闢群陰，迎陽歸舍，交接於十二經，反複以炙草監之者，亡陽不至大汗，則陽未必盡亡，故可緩制留中，而爲外召陽氣之良法。

表熱裏寒多汗出，更兼煩躁厥須防：多汗煩躁，陽氣外亡，最有厥脫之慮。

厥而脈絕加蔥白：蔥入營通脈。

面赤咽疼豬膽勦：豬膽汁苦滑之極，能引陽藥直達下焦，所謂熱因寒用也。

亦有加入人參者，亡陽脫血此爲良：此亡陽而更脫血，故加人參以生津益血。

更益茯苓療腎躁：腎躁即陰躁也，必引腎水上犯，故加茯苓鎮之。

茯苓四逆湯名彰：此即眞武湯之變方，重用茯苓鎮泄腎水。

（六）白通湯

【主治】治少陰病，下利脈微，惡寒踡臥。

【本方】蔥白四莖　乾薑一兩　附子生切一枚

【用法】水三升，煮一升，去滓分溫兩服，服後脈暴出者死，微續者生：暴出乃藥力所迫，藥力盡則氣仍絕，微續乃正氣自復，故生。

（七）白通加人尿豬膽汁湯

【主治】治少陰病，厥逆無脈，乾嘔煩者。

【本方】白通湯內加入人尿五合　豬膽汁一合

【用法】沖和服。

前二方之歌訣及方註

白通薑附兼蔥白：此四逆湯去甘草加蔥白。

少陰下利脈微給：少陰下利脈微，但用薑附扶陽止利，蔥白通脈，不用甘草監制薑附者，欲其直至下焦，急溫少陰之臟也。

厥逆無脈嘔且煩，加入人尿豬膽汁：無脈厥逆，嘔而且煩，則上下俱不通，陰陽相格，故加人尿之鹹寒，豬膽之苦滑，引辛熱之藥，達於至陰而通之，內經所謂反佐以取之是也。

熱因寒用妙義深，陰盛格陽此宜緝：陰寒內盛格陽於外者，純與熱藥，則寒氣格拒不得入必于熱劑中加寒藥以為引用，使得入陰而回陽，此類是已。

（八）當歸四逆湯

【主治】治手足厥寒，脈細欲絕者，併治寒入營絡，腰股腿足痛甚良。

【本方】當歸、桂枝、芍藥、細辛各三兩　甘草、木通各二兩　大棗二十五枚

【用法】水八升，煮取三升，溫分三服。

編者按：此木通即現今之通草；此方屬桂枝湯之加減。

（九）當歸四逆加吳茱萸生薑湯

【主治】治症相同，若其人內有久寒者宜此。

【本方】原方加吳茱萸二升　生薑半斤

【用法】水六升，清酒六升，煮五升，分溫五服。

當歸四逆桂枝芍，細辛甘草木通著，再加大棗治厥陰，脈細陽虛由血弱：此四逆乃太陽之邪，傳入厥陰，而表症猶未罷，故用桂枝湯，加當歸和肝血，細辛散裏寒，木通通陰陽利血脈，周揚俊曰，四逆湯全從回陽起見，四逆散全從和解表裏起見，當歸四逆湯，全從養血通脈起見，同名四逆，而治各不同如此。

內有久寒加薑茱，發表溫中通脈絡：吳茱萸溫中達下，生薑溫中發表，清酒和營通絡，合入當歸四逆湯，爲溫經復脈之良劑。

不用附子及乾薑，助陽過劑陰反灼：當歸四逆不用薑附者，陰血虛微，恐反灼其陰也。

編者按：陳瑞春云：當歸四逆湯主治素有血虛、復感外寒、氣血被寒邪所遏、流汗不暢。

（十）乾薑附子湯

【主治】治下後復汗，晝日煩躁不得眠，夜而安靜，不嘔不渴，無表症，脈沈微，身無大熱者。

【本方】乾薑一兩　附子一枚生切

【用法】水三升，煮一升，去渣頓服之。

當與茯苓四逆湯參有歌訣更當互編

乾薑附子回陽劑，晝躁夜安陰亦虧：按陽虛有二症，有喜陽者，有畏陽者，大抵陰亦虛者畏陽，陰不虛者喜陽，此症陽將欲亡，陰無所依而亦虛，故反畏陽也。

此症須知不嘔渴，脈沈無熱始堪推：王晉三曰，此治太陽壞病，轉屬少陰者，由於下後復汗，一誤再誤，而亡其陽，致陰躁而見于晝日，是陽亡在頃刻矣，當急用生乾薑助生附子，純用辛熱走竄，透入陰經，此四逆之勢力尤峻，方能驅散陰霾，以復渙散眞陽，若猶豫未決，必致陽亡而後已。

（十一）真武湯

【主治】治少陰傷寒腹痛，小便不利，四肢沈重疼痛，自下利者，此爲有水氣，其人或欬或嘔，此湯主之，又治太陽病，發汗，汗出不解，仍發熱，心下悸，頭眩，筋惕肉瞤，振振欲僻地者。

【本方】茯苓、芍藥、生薑各三兩　白朮二兩　附子炮一枚

【用法】水八升，煮取三升，去滓，溫服七合，日三服。

（十二）附子湯

【主治】治少陰病，身體痛，手足寒，骨節痛，脈沈，口中和，背惡寒者。

【本方】附子二枚生切　人參二兩　茯苓、芍藥各三兩　白朮四兩

【用法】煎服同上法。

前二方之歌訣及方註

眞武湯中用熟附，茯苓朮芍生薑互，崇土扶陽泄水邪，少陰水逆陽虛故：按腎之眞陽盛，則水皆內附，而與腎氣同其蟄藏，惟腎之陽虛不能制水，則水得泛濫而爲病，苓朮芍薑，皆脾胃藥，崇土以鎭伏腎水，附子以挽回陽氣，方名眞武，蓋取固腎爲義。

腹疼嘔利四肢沈：皆脾胃病，蓋水反侮土固也。

悸眩：水氣凌心。**瞤惕：**陽氣欲亡。**兼能顧：**按眞武主治，在於崇土扶陽，以泄水邪，故不但裏鎭少陰水泛，兼可外禦太陽亡陽。

又治虛寒附子湯：此治虛寒症之主方。

其方大叚同眞武：附子湯藥品，與眞武湯大叚相同，惟附子生熟分兩各異，其補陽鎭

陰之分岐，只在參薑一味之轉旋，於此等處，大宜著眼。

但以人參易去薑，溫散之功轉溫補：眞武湯用薑而不用參，是溫散以逐水氣，附子湯去薑而用參，是溫補以壯元陽。

骨痛身疼手足寒，脈沈不渴宜煎取：純是少陰虛寒之症，故一惟溫補。

附一 潔古漿水散

【主治】治虛寒水瀉，冷汗脈微，甚則嘔吐，此爲急病，及夏暑暴瀉亡陽亦宜。

【本方】附子、乾薑、高良薑、炙甘草、官桂各五分　半夏一錢半

【用法】用地漿水澄清，取一盞半，煎六分，微冷服。

前湯方之歌訣及方註

潔古漿水治吐瀉，脈微汗冷亡陽者，附薑夏草桂良薑：此即四逆湯加官桂佐附子，加良薑佐乾薑，加半夏佐甘草，治上吐下瀉，裏虛寒而外亡陽者，頗有殊功。

地漿隨時爲取捨，須知漿水消暑邪，暑瀉方宜加入寫：按地漿水於牆陰處地下掘坎，以水傾入攪混，澄清用，取其爲陰中之陰，能瀉陽中之陽，以之治水土相混之病，仍自還

於清，故伏暑溼熱吐瀉煩渴有奇效，惟暑月吐瀉亡陽者，用薑附等回陽之藥，宜以地漿水煎之，若非夏月，不宜用也，須知之。

附二 節庵回陽返本湯

【主治】治陰盛格陽煩躁。

【本方】附子一錢　乾薑一錢　人參一錢　麥冬五分　五味子五分　炙甘草五分　臘茶三分　白蜜五匙沖

【用法】水二杯，煎減半，頓冷服，若面赤戴陽者，加蔥白三莖、黃連少許。

前湯方之歌訣及方註

回陽返本湯陳皮，四逆生脈二方披：此四逆湯合生脈散，回陽而兼復陰，加陳皮以理氣也，生脈散編炙甘草湯類。

臘茶白蜜加煎服：茶甘寒，密甘潤，皆以監薑附燥熱也。

陰盛格陽煩躁宜：陰盛格陽煩躁，手足厥冷，脈微欲絕，身反不惡寒而煩躁，是其候也。

戴陽：經曰，面赤戴陽，下虛故也。**蔥白：**蔥白通上焦之陽，下交於腎。**黃連入：**黃連與附子同用，能交水火於頃刻。

但躁不煩不可醫：內熱曰煩，謂心中懊憹煩悶，爲有根之火，故但煩不躁，及先煩後躁者，皆可治也，外熱曰躁，謂身體手足擾動，欲坐臥裸衣入井，爲無根之火，故但躁不煩，及先躁後煩者，皆不可治也。

附三 喻氏薑附白通湯

【主治】治暴卒中寒，厥逆，嘔吐瀉利，色清氣冷，肌膚凜慄無汗，陰盛沒陽之症。

【本方】附子炮五錢　乾薑炮五錢　蔥白五莖取汁　豬膽大者半枚

【用法】水二大盞，煎薑附二味至一盞，入蔥汁豬膽汁，和勻服，再用蔥一大握，以帶輕束，切去兩頭，留二寸許，以一面熨熱安臍上，用熨斗盛炭火，熨蔥白上面，取其熱氣從臍入腹，甚者連熨二三餅，又甚者再用艾炷灸關元氣海各二三十壯，內外協攻，務在一時之內，令得陰散陽回，身溫不冷爲善。

附四 喻氏附薑湯

【主治】治卒暴中寒，其人腠理素疏，自汗淋漓，身冷，手足厥逆，或顯假熱躁擾，乃陰盛於內，逼其陽亡於外，即前方不用蔥白也。

【本方】附子炮、乾薑炮各五錢

【用法】水二大盞，煎至一盞，加豬膽汁一蛤殼，和溫冷服，不用蔥熨及艾灼。

附五　喻氏附薑歸桂湯

【主治】治中寒，用附薑湯後，第二服隨用此繼之，因寒邪入中，必傷營血，故用此兼理營分之寒。

【本方】附子炮、乾薑炮、當歸、肉桂各二錢五分

【用法】水二大盞，煎減半，入蜜一蛤殼溫服。

附六　喻氏附薑歸桂參甘湯

【主治】治陽氣將回，陰寒少殺，略有端緒，第三服即用此方。

【本方】附子炮、乾薑炮、當歸、肉桂各一錢半　人參、甘草炙各二錢

【用法】水二大盞，煨薑三片自汗不用，大棗二枚煎至一盞，入蜜三蛤殼溫服。

附七　喻氏辛溫平補湯

【主治】治中寒，服前三方後，其陽已回，身溫色活，手足不冷，吐利漸除，第四方即用此平調臟腑營衛。

【本方】附子炮、乾薑炮、肉桂各五分　當歸、人參、甘草炙、黃耆蜜炙、白朮土炒、白芍酒炒各一錢　五味子十二粒

【用法】水二大盞，煨薑三片、棗二枚煎至一盞，入蜜五蛤殼溫服。

附八 喻氏甘寒補氣湯

【主治】治中寒，服前藥後，諸症盡除，但經絡間微有頑痰窒塞，辛溫藥服之不能通快者，第五方用此。

【本方】人參一錢　麥冬一錢　白芍酒炒一錢　黃耆蜜炙一錢二分
生地黃二錢　甘草炙七分　丹皮八分　淡竹葉七分

【用法】水二大盞，煎減半，入梨汁少許服。

前六方之歌訣及方註

薑附白通（湯）治中寒，吐瀉厥冷身無汗，還須艾炷灸關元：臍下一寸五分名氣海，二

寸名丹田，三寸名關元。

少緩須臾必失算：喻嘉言曰，寒中少陰，行其嚴令，埋浸微陽，肌膚凍裂，無汗，而喪神守，急用附子乾薑，加蔥白以散寒，豬膽汁引入陰分，然猶恐藥力不勝，佐以熨蔥灼艾，內外協攻，乃足破其堅凝，少緩須臾，必無及矣。

魄汗淋漓陽外亡，但將附子乾薑喚，此即前方除去蔥，專主回陽勿兼散：若其人腎陽素擾，腠理素疏，陰盛于內，必逼其陽亡于外，魄汗淋漓，脊項強硬，用附子乾薑豬膽汁，即不可加蔥及熨灼，蓋恐助其散，令氣隨汗脫，而陽無由內返也，宜撲止其汗，陡進前藥，隨加固護腠理，不爾恐其陽復越也。

寒邪入中必傷營，當歸肉桂宜參贊：附薑專主回陽，而其所中寒邪，必先傷營血，故服附薑湯後，即須當歸肉桂，以驅營分之寒，纔得藥病相當也。

俾得陽和陰少衰，附薑歸桂參甘（湯）灌：服前方後，陽氣將回，陰寒少殺，即須加入人參甘草，調元轉餉，收功帷幄，不爾薑附之猛，直將犯上無等，必墮前功也。

利止身溫汗亦收，辛溫平補湯宜按，耆朮芍味入前方，平補陰陽毋間斷：服附薑歸桂參甘湯二三劑後，覺其陽明在躬，運動頗輕，神情頗悅，更加黃耆五味白芍白朮，大隊陰陽平補，不可歇手，蓋重陰見晛。浪子初歸，斯時搖搖靡定，若怠緩不爲善後，必墮前功也。

經絡之間微有痰，休養其陰痰乃渙，甘寒補氣（湯）麥參甘，耆地芍丹梨竹孌：用平補後，已示銷兵放馬，偃武崇文之意，茲復有頑痰留積經絡，但宜甘寒助氣開通，不宜辛辣助熱壅塞，蓋辛辣之味，始先不得已而用其毒，今陽既安堵，即宜休養其陰，故但宜甘寒補氣，緩緩調之，斯爲善後之計耳。

次第編成共六方，嘉言煞費深心纂，長沙卒病論雖亡，從此尋求思過半：漢張仲景先師，著傷寒論十卷，治傳經陽病，卒病論六卷，治卒暴陰病，生民不幸，卒病論當世即已失傳，嗣後英賢輩出，從未有闡揚之者，惟韓祇和于中寒一門，微有發明，誨人以用附子乾薑爲急，亦可爲仲景之徒矣，明季喻嘉言尚論仲景傷寒論，凡于陰病見端，當以回陽爲治者，一一表之，乃復著陰病論，並度金針，暢言妙蘊，觀其所訂六方，次第精詳，深合仲景心法，且卒病論亡，難以徵信，然取傷寒金匱治虛寒之方繹之，見治熱病雜病之虛寒者，用藥且若此，而治暴病中寒之說，可深信不疑矣，嗟呼，卒中寒邪，陽微陰盛，最爲危急之候，設非薑附之猛，斬關直入，何以迅掃陰氛，挽回陽氣，百中能有一活耶，邇年以來，盛行霍亂，頃即肢冷脈伏，面青音啞，旋見煩躁而死，雖當夏暑，詎非陰邪入中三陰之危症乎，余有感于斯，故纂喻氏方論，約編歌訣，表彰厥功，以鑒世之得失，且以自警也。

附九　活人益元湯

【主治】治面赤身熱，不煩而躁，飲水不入口，名戴陽症。

【本方】附子炮　乾薑　艾葉　黃連　知母　人參　麥冬　五味子　甘草

【用法】加入薑棗蔥白煎，入童便一匙冷服。

前湯方之歌訣及方註

益元（湯）艾附與乾薑，麥味知連參草將，薑棗蔥煎入童便：薑附艾葉回陽，協人參甘草補氣，黃連以折泛上之火，知母以滋在下之陰，以靜其躁，蓋陽無陰則孤陽無所附麗，故扶陽亦兼和陰，麥冬五味，補肺清心，合人參以生脈，加童便冷服者，熱因寒用也。

赤面肢寒名戴陽：此虛火上越之候，譬如燈將滅而復焰也。

附十　節庵回陽救急湯

【主治】治三陰中寒，初病身不熱，頭不痛，惡寒戰慄，四肢厥冷，引衣自蓋，踡沈重，腹痛吐瀉，口中不渴，或指甲唇青，口吐涎沫，或無脈，或沈遲無力。

【本方】附子炮、乾薑、肉桂、人參各五分　白朮、茯苓各一錢
半夏、陳皮各七分　甘草炙三分　五味子九粒

【用法】加薑煎，入麝香三釐調服，無脈加豬膽汁。

前湯方之歌訣及方註

回陽救急用六君：參苓朮草半夏陳皮，名六君子湯，另編。
桂附乾薑五味群，加麝三釐或膽汁，三陰寒厥見奇勳：寒中三陰，陰盛陽微，故以附子薑桂辛熱之藥，祛其陰寒，而以六君子溫補之藥，助其陽氣，五味子合人參以生其脈，加麝香者，以通其竅，加膽汁者，熱因寒用也。

附十一　景岳四維散

【主治】治脾腎虛寒，滑脫之甚，或泄利不止，或氣虛下陷，二陰血脫不能禁，無出此方之右。

【本方】人參　製附子　乾薑　甘草炙　烏梅肉

【用法】右爲末和勻，以水拌濕，蒸一飯頃，取起烘乾，再爲末，每服一二錢，溫湯調

下。

四維散治痢無休，脾腎虛寒滑脫瘻，參附烏梅薑炙草，二陰脫血並堪投：參附薑甘，溫補脾腎，加烏梅酸收，以固滑脫也。

類方十七：烏頭湯系

（一）烏頭湯

【主治】治歷節，不可屈伸，疼痛。

【本方】烏頭五枚切以蜜二升煮一升即出烏頭　麻黃、芍藥、黃耆、甘草炙各三兩

【用法】右四味，以水三升，煮一升，去滓，納蜜煎中更煎之，溫服七合，不知盡服之。

（二）大烏頭煎

【主治】治寒疝繞臍痛，發則白津出，手足厥冷，其脈沈緊者。

【本方】烏頭大者五枚

【用法】用水三升，煮取一升，去滓納蜜二升煎令水氣盡，取二升，強人服七合，弱人五合，不差明日更服，不可一日服盡。

前二方之歌訣及方註

烏頭湯方用蜜煎，麻黃耆芍甘草聯，寒留關節難伸屈，非此溫經不易痊：按方中餘四味

用水煮，烏頭用蜜煎，蜜煎則烏頭之性出，而烏頭之氣不散，正取其氣味俱全，而雄入之勢更壯，非徒以蜜能解烏頭之毒之謂也，故以烏頭名方，細剖其義，耆芍甘草，牽制麻黃之表散，白蜜牽制烏頭以溫經，無非欲使寒濕之邪，從關節徐徐而解耳。

大烏頭煎治寒疝，麻耆芍草盡除捐：寒疝發則汗出手足厥冷，陰寒極矣，故以烏頭一味，單行不加監制，乃足破其陰霾之氣，而寒疝可除矣。

（三）烏頭赤石脂丸

【主治】治心痛徹背，背痛徹心。

【本方】烏頭炮五錢　蜀椒、乾薑各一兩　附子炮五錢　赤石脂一兩

【用法】右為末，煉蜜丸梧子大，先食服一丸，日三服，不知稍加之。

前丸方之歌訣及方註

烏頭石脂丸金匱，蜀椒附子乾薑配，寒邪從背注於心，背痛徹心心徹背：經曰，寒氣客于背俞之脈，其俞注于心，故相引而痛也。

散寒填孔安心神，胸背相引痛斯退：烏頭附子椒薑，振陽氣，逐寒邪，赤石脂安心氣，填塞厥氣橫衝之孔道，俾胸背之氣，各不相犯，其患乃除。

編者按：臨床上心痛徹背、背痛徹心的症狀，以胃疾爲多，眞正心臟的問題則較少出現，若是心臟的問題則以主動脈剝離子爲多。

類方十八：瓜蔞薤白湯系

（一）瓜蔞薤白白酒湯

【主治】治胸痺，喘息欬吐，胸背痛，短氣，寸口脈沈而遲，關上小緊數者。

【本方】瓜蔞實一枚擣　薤白八兩　白酒七升

【用法】右三味，同煮，取兩升，分兩服。

（二）瓜蔞薤白半夏湯

【主治】治胸痺，不得臥，心痛徹背者。

【本方】瓜蔞實一枚擣　薤白三兩　半夏半斤　白酒一斗

【用法】右四味同煮，取四升，溫服一升，日三服。

（三）枳實薤白桂枝湯

【主治】治胸痺，心中痞氣，氣結在胸，胸下滿，脅下逆搶心。

【本方】枳實四兩　厚朴四兩　薤白半斤　桂枝一兩　瓜實蔞一枚擣

【用法】右五味，以水五升，先煮枳朴取二升，去滓納諸藥，煮數沸，分溫三服，若虛者宜人參湯主之。

瓜蔞薤白白酒湯，辛溫滑利以通陽：薤白滑利通陽，瓜蔞潤下通陰，佐以白酒熟穀之氣，上行藥性，助其通經活絡，而痺自開。

胸痺喘欬胸背痛，脈緊沈遲用此良：胸中陽也，而反痺，則陽不用矣，陽不用則氣上下不相順接，其津液必凝滯而爲痰，故喘息欬吐，胸背痛，短氣等症見矣，脈緊沈遲爲陽虛之驗，故主以通陽。

若兼不臥半夏入，蠲飲開痺力更強：胸痺而至于不得臥，其痺爲尤甚矣，所以然者，有痰飲以爲之援也，故于前方加半夏，逐其痰飲。

氣逆搶心胸脅滿：非但氣結陽微，而陰氣并上逆矣。

枳朴瓜薤桂枝勷：枳朴先破陰氣，桂枝之辛，佐薤白瓜蔞實，行陽開痺。

虛者人參湯主治，人參湯即理中方：人參湯即理中湯也，按枳實薤白桂枝湯，是急通其痺急之氣，人參湯是速復其不振之陽，蓋去邪之實，即以安正，養陽之虛，即以逐陰，是在審其病之又暫虛實而用之。喻嘉言曰，胸中陽氣，如離照當空，曠然無外，設地氣一上，則窒塞有加，故知胸痺者，陰氣上逆之候也，仲景微則用薤白白酒以通其陽，甚者用附子乾薑以消其陰，世醫不知胸痺為何病，習用豆蔻、木香、訶子、三稜、神麴、麥芽等，全耗其胸中之陽，亦相懸矣。

類方十九：當歸羊肉湯系

（一）當歸生薑羊肉湯

【主治】治寒疝，腹中痛，及脅痛裏急者，并治產後腹中㽲痛，虛勞不足。

【本方】當歸三兩　生薑五兩　羊肉一斤

【用法】右三味，以水八升，煮取三升，溫服七合，日三服。

若寒多者，加生薑成一斤，痛多而嘔者，加陳皮二兩、白朮一兩，加生薑者，亦加水五升，煮三升二合服之。

附一 千金當歸羊肉湯

【主治】治產後發熱自汗身痛，名曰蓐勞。

【本方】黃耆一兩　人參、當歸各七錢　生薑五錢　羊肉一斤

【用法】煮汁去肉，入前藥煎服。

若惡露不盡，加桂，惡露下多加川芎。

當歸生薑羊肉湯，產後腹痛蓐勞匡：蓐草蓐也，產後發熱自汗身痛，因坐蓐致病，因名蓐勞，腹中疞痛者，瘀血未盡，兼下焦有寒也。

虛勞寒疝皆堪治，痛嘔陳皮白朮勷：王晉三曰，寒疝爲沈寒在下，由陰虛得之，陰虛則不得用辛熱燥烈之藥，重刦其陰，故仲景另立一法，以當歸羊肉，辛甘重濁，溫煖下元，而不傷陰，佐以生薑五兩，加至一斤，隨血肉有情之品，引入下焦，溫散沍寒，若痛多而嘔，加陳皮、白朮，奠安中氣以禦寒，本方三味，非但治疝氣逆衝，移治產後下焦虛寒，足稱神劑。

亦有加入參耆者，蓐勞身痛汗多良：身痛汗多，表氣虛矣，故加參耆兼補其氣。

附二 韓祇和羊肉湯

【主治】治傷寒汗下太過，亡陽失血，惡人踡臥，時戰如瘧，及產婦血去過多而厥脫者。

【本方】當歸、白芍、牡蠣煆各一兩　龍骨煆五錢　生薑二兩　附子炮二兩
桂枝七錢半

【用法】每服一兩用羊肉四兩、蔥白三莖煮服。

羊肉湯方出韓氏，採取仲景方法製：此即仲景當歸生薑羊肉湯，合桂枝龍骨牡蠣救逆湯，與白通湯三方合一。

歸芎龍蠣附桂薑，亡陽脫血稱神劑：韓祇和曰，亡陽脫血，若止救逆，效必遲矣，與羊肉湯爲效甚速，病人色雖見陽，是熱客上焦，其實中下二焦陰氣已甚，若調得下焦有陽，則上焦陽氣，下降丹田，知所歸宿矣。

附三 天真丸

【主治】治一切亡血過多，形槁肢羸，飲食不進，腸胃滑泄，津液枯竭，久服生血益氣，煖胃駐顏。

【本方】精羊肉七斤去筋膜脂皮批開入後藥　當歸十二兩酒洗　鮮山藥十兩去皮
肉蓯蓉十兩去甲水浸淡灑乾　天冬去心焙一斤

【用法】右四味，共擣烘燥磨末，安羊肉內裹縛，用無灰酒四瓶，煮令盡，再入水二升煮，候羊肉糜爛，再入後藥。
黃耆五兩蜜炙爲末　、人參三兩爲末、白朮炒二兩爲末，用熟糯米飯烘乾作餅，將前後藥末，和丸梧子大，一日二三次，服三百丸，溫酒下，如難丸，用蒸餅五七枚，烘乾入臼中杵千下丸之。

前丸方之歌訣及方註

天眞丸用天門冬，當歸山藥肉蓯蓉，爲末安於羊肉內，無灰酒煮爛堪舂，爲丸加入參耆朮，如若難丸蒸餅充，精虛味補形溫氣，此藥堪爲補法宗：形不足者，溫之以氣，精不足者，補之以味，養形補精以全神，故名天眞，人參黃耆白朮，養其形也，當歸山藥羊肉，補其精也，肉蓯蓉煖腎中之陽，引精氣以歸根，天門冬保肺中之陰，致高源於清肅，嘗按古方溫燥藥中，必複滋陰保肺，亦恐未得補陽之功，先傷肺中陰氣爾，喻嘉言力贊此方，可謂長于用補，其製法尤精，允爲補方之首。

附四 養老書羊肉粥

【主治】補衰弱，壯筋骨，老人常服甚宜。

【本方】人參二兩　黃耆生、茯苓各一兩　大棗五枚　羊肉二斤去脂皮取精肉四兩切細，餘一斤十二兩，以水五大盞，入參耆等煎汁三盞，去滓　粳米三合入羊肉之內煮粥　臨熟入精羊肉四兩　生薑少許　胡桃三枚去殼衣以解

羶氣

【用法】空心服。

前粥方之歌訣及方註

羊肉粥出養老書，參耆茯棗粳米俱，補弱扶陽壯筋骨：十劑曰，補可去弱，人參羊肉之屬是也。

衰年常服保無虞：此古人服食之方，存之以備養老之一助。

編者按：此一羊肉類方眞實發揮中醫「以形補形」的功能，臨床上湯藥之效不佳時，酌加血肉有情之品以助藥勢，和脾胃，增加其療效。

類方二十：防己湯系

（一）防己茯苓湯

【主治】治皮水，脈浮，四肢跗踵，按之沒指，不惡風，其腹如鼓，不渴，水氣在皮膚中，四肢聶聶動者。

【本方】防己、黃耆生、桂枝各三兩　茯苓六兩　甘草二兩

【用法】水六升，先煮茯苓減二升，去滓納諸藥，煮取二升，分溫三服。

（二）防己黃耆湯

【主治】治風濕，脈浮，身重汗出，惡風，亦治風水，脈浮，其人頭汗出，表無他病，但腰以下腫，及陰難以屈伸，又治濕痺麻木。

【本方】防己一兩　甘草炙半兩　白朮七錢半　黃耆一兩一分

【用法】右挫痲豆大，每抄五錢匕，生薑四片、大棗一枚水盞半，煎八分，去滓溫服，良久再服，服後當如蟲行皮中，從腰下如冰，煖坐被上，又以一被繞腰下，令微汗瘥：以被繞腰，接令取汗，以通陽氣，是外護之法。

防己茯苓湯桂枝，更兼甘草與黃耆，脈浮：浮爲表。**腹滿四肢腫：**滿腫爲水濕。**皮水陽虛不渴宜：**不渴爲津液未亡。**水在皮中陽必汩，宣陽泄水是方推：**水在皮膚，衛陽必虛而汩沒，故用桂枝宣衛陽以解肌，君茯苓泄皮中水氣，黃耆益衛氣，生用亦能達表，治風注膚痛，漢防己大辛苦寒，通行十二經，開腠理，泄濕熱，此治皮水之主方也，裏無水氣，故不須白朮以固裏。

防己黃耆（湯）**除桂茯，再加白朮棗薑隨，此治風水與諸濕，身重**（爲濕）**汗出：**濕邪多汗，傷于風者，必自汗出。**惡風吹：**風在表，故惡風，按風水惡風，皮水不惡風爲別。

四肢麻木（氣虛濕滯）**腰髀痛，參用前方效乃奇：**王晉三曰，漢防己太陽經入裏之藥，泄腠理，療風水，通治風濕皮水二症，金匱汗出惡風者，佐白朮，水氣在皮膚中聶聶動者，佐桂枝，一以培土，一以和陽，同治表邪，微分標本，蓋水濕之陽虛，因濕滯于裏而汗出，故以白朮培土，加薑棗和中，皮水之陽虛，因風水襲于表，內合于肺，故用桂枝解肌散邪，兼固陽氣，不須薑棗以和中也，黃耆湯方下云，服藥當蟲行皮中，故腰下如水，可知其汗僅在上部而不至於下，即用白朮內治其濕，尤必外用被圍腰下，接令取汗以通陽氣也，余至太陽腰髀痛，審症參用兩方，如鼓應桴，並識之。

（三）木防己湯

【主治】治膈間支飲，喘滿，心下痞堅，面色黧黑，其脈沈緊，得之數十日，醫吐下之不愈者。

【本方】木防己三兩　石膏如雞子大二枚　桂枝二兩　人參四兩

【用法】水六升，煮取二升，溫服，虛者即愈，實者三日復發，復與，不愈者，去石膏加茯苓四兩、芒硝三合烊化微利則愈。

前湯方之歌訣及方註

木防己湯治支飲：欬逆倚息不得臥，其形如腫，謂之支飲。

喘滿痞堅脈沈緊：支飲上入于膈，阻其氣則逆于肺間而爲喘滿，阻其血則雜揉心下而爲痞堅。

面色黧黑爲血凝：腎氣上應其色黑，血凝之色亦黑。

先從肺衛求其診：此方姑緩心腎之治，而先治其肺，俾肺之氣行，則飲不能逆而俱解矣。

定喘補肺石膏參，散飲開痞桂防迅：桂枝防己，一苦一辛，並用能行水散結。而痞堅之處，必有伏陽，吐下之餘，定無完氣，故又加石膏除熱，人參益氣。

邪留氣分此能平，若連血分還宜訊，可把原方去石膏，加入芒硝茯苓進，消痰破血後方強，淺深次第醫當審：支飲在氣分者，服木防己湯即愈，若飲在血分，深連下焦，必愈而復發，以其既散復聚，則有堅物留作澼囊。故去石膏氣分之藥，加芒硝消痰結破血癖，合之茯苓去心下堅，且伐腎邪也。此治支飲淺深次第之法，醫宜細審。

(四) 防己椒目葶藶大黃丸

【主治】治腹滿，口舌乾燥，腸間有水氣之症。

【本方】防己、椒目、葶藶、大黃各一兩

【用法】蜜丸如梧子大，先食飲服一丸，日三服，稍增以知爲度。

前丸方之歌訣及方註

防椒葶藶大黃丸，水客腸間口舌乾：水聚於下而不上潮，則口舌反乾燥。

腹滿如囊爲涌水：涌水之候，腹滿不堅，疾行則鳴濯濯，如囊裹漿，是水在大腸也。

從腸泄水此方安：肺與大腸爲表裏，腸間水氣不行于下，以致肺氣膹鬱于上，而燥熱之甚，用防己療水氣，椒目治腹滿，葶藶瀉氣閉，大黃瀉血閉，急決大腸之水，以救肺金之膹鬱，不治上而治下，故用丸劑也，按聖濟涌水十三方，亦有從大腸溫下者，然內用牽牛大黃，太峻，不若此方爲穩。

（五）防己地黃湯

【主治】治病如狂狀，妄行獨語不休，無寒熱，其脈浮者。

【本方】防己、甘草各二分　桂枝、防風各三分

【用法】四味，以酒一杯漬之，絞取汁，用生地黃二斤㕮咀，蒸之如斗米飯久，以銅器呈上藥汁，更絞地黃汁沖和，分再服：煮法奇。

前湯方之歌訣及方註

防己地黃湯桂枝，防風甘草五般施，桂草二防俱酒漬，地黃蒸汁沖服之：桂草二防，酒漬絞汁，取其輕清歸于陽分。以散血中之風，生地甘寒，熟蒸使歸于陰，以除血中之熱。蓋藥生則散邪，熟則補虛，此等煮法，最宜細玩。

妄行譫語如狂狀：邪併于陽，則狂而妄行，併於陰則獨語，此即癡病之屬。

無熱無寒：病不在表，故無寒熱。**浮脈司**：浮爲風爲虛。

風入心經營氣熱，疏風涼血此方奇：心主血則藏神，風入心包絡中，則營氣熱而心神蒙昧，故古稱癡病爲心風癲疾。此方重用地黃涼血補陰，略用疏風之藥，以酒引入血分，大有巧妙。此係金匱附方，人多不識，故特表而出之。蓋風行必燥，凡疏風必兼涼血。余嘗以此湯借治風濕之病，過服溫燥之藥，而化爲熱，腿足或遍體肌膚，忽發紅暈疼痛，如游火之狀者甚效，并識之。

附一 東垣防己飲

【主治】治濕熱脚氣，足脛腫痛，憎寒壯熱。

【本方】防己　木通　檳榔　生地酒炒　川芎　白朮炒　蒼朮鹽水炒　黃柏酒炒　甘草梢　犀角磨沖

【用法】食前服。

前飲方之歌訣及方註

濕熱脚氣防己飲，黃柏檳榔與木通，生地川芎蒼白朮，草梢犀角用磨沖：防己蒼朮白朮川芎，行血燥濕，生地黃柏草梢犀角，涼血清熱。木通通關節，利濕熱，檳榔下行疾速。墜諸藥入下焦，消腫痛也。

腳氣宜通忌補塞，清熱燥濕此爲功：腳氣無不由濕熱而成，其症憎寒發熱，狀類傷寒，但足脛腫痛爲異耳。此病忌用補劑，以濕熱得補增劇也。亦不宜大泄以傷元氣。但喜通而惡塞，若腳氣衝心，喘急嘔吐者死，水凌火故也。又分乾濕兩種，若足腫而痛者，名濕腳氣，宜燥濕爲主，清熱佐之。若不腫而痛者，名乾腳氣，宜清熱爲主，燥濕佐之。清熱燥濕四字，是治腳氣之大法也。

編者按：古云：治水用漢防己、治風用木防己，唯二者皆大苦大寒之品，胃弱者當小心用之。

類方二十一：甘桔湯系

（一）甘桔湯

【主治】治少陰病，咽喉痛者。

【本方】甘草生二兩　桔梗一兩

【用法】水三升，煮一升，分溫再服。

附一　紫菀湯

【主治】陳實功治肺癰濁唾腥臭，五心煩熱，壅悶喘嗽。

【本方】甘草　桔梗　紫菀　川貝母　杏仁

【用法】水煎。

前二方之歌訣及方註

甘草甘涼桔梗辛，咽喉疼痛此爲珍：此治咽痛之主方，非獨治少陰咽痛也。甘草爲九土之精，生用則涼，故可泄熱解毒緩痛。佐以桔梗苦辛，載引甘草于上，清利咽嗌，則鬱熱散而痛自平矣。

肺癰濁唾痰腥臭：亦熱鬱上焦之所致。

紫苑湯加貝杏仁：紫苑降氣，貝母潤肺，杏仁消痰，合甘桔散風泄熱，蓋肺癰始作。多從風熱壅遏而成，此方輕平和穩，治初起者有效。

（二）排膿散

【本方】枳實十六枚　赤芍藥六分　桔梗二分

【用法】右三味杵爲散，取雞子黃一枚，以藥散與雞子黃相等，揉和令相得，飲和服之。

（三）排膿湯

【本方】甘草二兩　桔梗三兩　生薑一兩　大棗十枚

【用法】右四味，以水三升，煮取一升，溫服五合，日再服。

前二方之歌訣及方註

排膿散湯方有二，湯草棗薑散芍枳，其中桔梗二方俱，可知排濃先提氣，氣不開提血不通，一言說破瘍科秘：排斥也，膿血肉所化也，前方枳實赤芍，佐以桔梗，直從大腸泄氣破血，斥逐其膿，後方甘桔薑棗，仍從上焦開提肺氣，調和營衛，俾氣行則膿自下。

經曰，營氣不從，逆于肉理，乃生癰腫。故欲消其腫，必先行血，欲排其膿，必先提氣，舉此以推，瘍科之要可知矣。

附二 蘇頌甘草黑豆湯

【主治】解百藥毒，兼治陰莖挺長，脹痛不堪，此名筋疝。

【本方】甘草二兩　黑大豆半斤

前湯方之歌訣及方註

甘豆湯解百藥毒，性味和平功足錄：蘇頌曰，古稱黑大豆解百藥毒，試之不然，又加甘草，其驗乃奇，勿以平淡忽之。

陰莖脹痛亦能醫，此名筋疝由淫慾：筋疝陰莖挺長掣痛，由用春方邪術，肆於淫慾，得之，用此方者，亦取其解毒。甘草當用草梢，以梢能徑達莖中也。

類方二十二：百合湯系

（一）百合地黃湯

【主治】治百合病。百合病者，百脈一宗，悉致其病也。意欲食，復不能食，常默然。欲臥不能臥，欲行不能行，飲食或有美時，或有不欲聞食臭時。如寒無寒，如熱無熱，口苦小便赤，諸藥不能治。得藥則劇吐利，如有神靈者，身形如和，其脈微數。每溺時頭痛者，六十日乃愈，若溺時頭不痛，淅淅然者，四十日愈。若溺快然，但頭眩者，二十日愈。其症或未病而預見，或病四五日而出，或二十日或一月微見者，各隨症治之，若未經吐下發汗，病形如初者，此方主之。

【本方】百合七枚　生地黃汁一升

【用法】右先以水洗百合，漬一宿，當白沫出，去其水，更以泉水二升，煎取一升，去滓納地黃汁，煎至一升五合，分溫再服，中病勿更服，大便當如漆。

（二）百合知母湯

【主治】治百合病，發汗後者。

【本方】百合七枚煎同前法　知母三兩別以泉水兩升煮取一升

【用法】右二汁，各去滓，合和共煎之，取一升五合，分溫再服。

（三）百合滑石代赭湯

【主治】治百合病，下之後者。

【本方】百合七枚煎同前法　滑石三兩碎綿包　代赭石如彈丸一枚碎綿包

【用法】右二石，別以泉水二升，煮取一升，去滓和百合汁重煎至一升五合，服分兩劑。

（四）百合雞子黃湯

【主治】治百合病，吐之後者。

【本方】百合七枚　雞子黃一枚

【用法】右先煮百合如前法了，納雞子黃攪勻，煎至五分溫服。

（五）百合洗方

【主治】治百合病，變成渴者。

【本方】百合一升

【用法】以水一斗，漬之一宿，以洗身，洗已食煮餅，勿以鹹豉也。

（六）栝樓牡蠣散

【主治】治百合病，渴不瘥者。

【本方】栝樓、牡蠣熬等分

【用法】右爲細末，飲服方寸匕，日三服。

前六方之歌訣及方註

百合地黃泉水煎，甘寒清肺熱邪宣：此治百合病正法，百合清肺經氣分之熱，地黃清心經營分之熱。地之泉水，猶人之血脈，甘寒清洌，能沁心肺經脈之熱邪。服後大便如漆，熱除之驗也。

熱邪散漫於百脈，百脈屬心會太淵：太淵肺經脈也。按諸脈皆屬於心，而大會于肺。熱邪散漫，百脈悉致其病，故百脈不可治，而可治其心肺，且心主營而肺主衛，營行脈中，衛行脈外，一理貫通。故余以百合病指心營肺衛爲解。王晉三專主肺說，詳具下文。

其症口苦小便赤，脈微數而形默然，如寒無寒熱無熱，若有神靈依附焉：按百合病，惟口苦小便赤，脈微數爲定症。餘則欲食不能食，欲臥不能臥，如寒熱而無寒熱，全屬恍惚難憑，良以百脈悉病。熱邪散漫無統，故無循經現症可據爾。

因是病名爲百合，即將百合治之痊：李士材云，行止坐臥不定，如有神靈，謂之百合病。仲景以百合治之，是亦清心安神之效歟。按士才又以百合病指心說。

百合一味爲君藥：按百合色白入肺。其形象心，性味甘寒，能清熱生津。入心肺二經，然則百合病，爲心肺鬱熱所致無疑矣。

餘則隨機爲轉旋，若經汗後加知母：按傷寒誤汗則亡陽，熱病誤汗則亡陰。葉天士溫熱論云，救陰不在血，而在津與液。故加知母以養津液。

下後滑石代赭添：傷寒誤下則亡陰，熱病誤下則亡陽。溫熱論云，熱病救陰猶易，通陽最難。通陽不在溫，而在利小便。故加滑石利竅，複入代赭石者，晉三所謂重鎭心經之氣是也。

吐後雞子黃參入：誤吐傷膻中之陰，故以雞子黃補心安神。

主方百合地黃專：未經汗吐下者，此方主之。

渴者栝樓牡蠣散：栝樓苦寒，生津止渴，牡蠣鹹寒，引熱下行。

更有百合洗方傳：皮毛爲肺之合，外洗皮毛，亦可內除其渴。洗已食煮餅，勿啖鹹豉，恐鹹味耗水而增渴也。王晉三曰，通章言百合病百脈一宗，不但主於營衛，而手足六經，悉能致其病，汗吐下皆非所宜。本文云，百脈一宗，明言病歸于肺。君以百合，甘涼清肺，即可療此疾，故名百合病。再佐以各經清解絡熱之藥，治其病所從來。當用先後煎法，使不悖于手足經各行之理，期以六十日，六經氣復而自愈。若太陰太陽無病，惟少陰、少陽、厥陰、陽明、四經爲病，期以四十日愈。若僅屬厥陰陽明二經爲病，期以二十日愈。讀未經汗吐下條，治以百合地黃湯，中病勿更服。大便如漆，熱邪已洩，再服恐變症也。論症以溺時頭痛爲辨，蓋百脈之所重，在少陰太陽，以太陽統六經之氣，其經上循巔項，下通水道，氣化不行，乃下溺而上頭痛 。少陰爲生水之源，開闔澀乃溺而淅然，若誤汗傷太陽者，溺時頭痛，以知母救肺之陰，使膀胱水臟，知有母氣，救肺即所以救膀胱， 是陽病救陰之法也。誤下傷少陰者，溺時淅然，以滑石上通肺，下通太陽之陽，恐滑石通腑利竅，仍蹈出汗之弊，乃複代赭石，重鎮心經之氣，使無汗泄之虞。救膀胱之陽，即所以救肺之陽，是陰病救陽之法也。誤吐傷陽明者，以雞子黃救厥陰之陰，以安胃氣，救厥陰即所以奠陽明，救肺之母氣，是亦陽病救陰之法也。以百合一味，引申諸方，總不外乎補陰補陽之理，舉此可以類推，學者宜自得之。

旭高案，王氏此論，于病愈之期，并救陰救陽之理，明腑入細，諸解所莫能及，故備錄之。

類方二十三：黃連阿膠湯系

（一）黃連阿膠湯

【主治】治少陰病，得之二三日，心中煩而不得臥者。

【本方】黃連四兩　黃芩一兩　阿膠三兩　芍藥二兩　雞子黃二枚

【用法】水六升，煮芩連芍三味取二升，去滓納阿膠烊盡，俟小冷納雞子黃：小冷而納雞子黃，則不致凝結而相和。
攪令相得，溫服七合，日三服。

附一　海藏黃連阿膠湯

【主治】治傷寒熱毒入胃，下利膿血者。

【本方】黃連三錢　黃柏八分　阿膠烊　山梔五分

【用法】水三盞，煎減半溫服：此近代之方。其分量與今秤不甚相遠，今時黃連祇用幾分，極重用至錢許，已爲僅見，可謂拘于時者，不足與言至巧矣。

附二　局方駐車丸

【主治】治冷熱不調，下利赤白，裏急後重，臍腹瘀痛，口燥煩渴，小便不利，此濕熱鬱于大腸，故爲此症。

【本方】黃連一兩　茯苓三兩　阿膠炒一兩　乾薑炮五錢

【用法】水泛丸空朝米飲下三錢

前三方之歌訣及方註

仲景黃連阿膠湯，黃芩芍藥雞子黃，少陰心煩不得臥，傳經熱灼致陰傷，酸甘鹹苦收陰氣，君火清寧煩自康：此少陰傳經之熱邪，擾動少陰之陰氣，故心煩不得臥。以芩連直折少陰之熱，阿膠雞子黃，滋少陰之陰，交合心腎。第四者沈陰滑利，恐不能留戀中宮，故再佐芍藥之酸斂，從中收陰，而後清熱止煩之功得建。此酸甘鹹苦，收攝欲亡之陰，與四逆湯收攝亡陽，一水一火，爲不同矣。

海藏連膠梔子柏，下利膿血堪煎嘗：連柏阿膠，鹹苦堅陰，山梔清熱毒也。

駐車丸治冷熱痢，連膠歸茯與乾薑：此以黃連阿膠，堅陰止痢，當歸和血，茯苓分清濁，少佐乾薑之苦辛，炮黑則能去瘀攝血，前二方治熱迫傷陰動血。此治濕熱瘀積，久而陰傷，故佐使加減不同。

類方二十四：炙甘草湯系

（一）炙甘草湯

【主治】一名復脈湯。治傷寒脈結代，心動悸者。又虛勞不足，汗出而悶，脈結心悸，雖行動如常，不出百日。若危急者，十一日死矣。又治肺痿涎唾多，心中溫溫液液者。

【本方】炙甘草四兩　生薑三兩　人參二兩　生地黃一斤　桂枝三兩
麥冬半斤　阿膠二兩　大棗三十枚

【用法】右以清酒七升，水八升，煮取三升：水酒煎去五分之四，即今所謂膏子藥矣。去滓納膠烊盡，服一升，日三服，大麻仁：半升。

前湯方之歌訣及方註

炙甘草湯參薑桂，麥冬生地大麻仁，大棗阿膠加酒服，虛勞：凡虛勞脈見結悸而更汗出，氣消亡。孤陽無附，故雖行動如常，斷云不出百日。若復危急，則過十日必死，知其陰亡而陽絕也。

肺痿：此與陰虛火旺之肺痿不同。如陰虛火旺，咳血音啞，不得復用薑桂。此涎唾多。

乃肺中冷也，故得與是湯，不可誤也。

效如神，傷寒心悸脈結代：此傷寒邪盡之後，氣血兩虛，故現此症。脈經云，脈來緩時一止復來者，名曰結，又曰陰盛則結，脈來動而中止，不能自還，因而復動者，名曰代，幾動一息亦曰代，皆血氣兩虛，經隧不通，陰陽不交之故。

益血生津復脈證：王晉三曰，此湯仲景治心悸，王燾治肺痿，孫思邈治虛勞。三者皆是津涸燥淫之症，至眞要大論云，燥淫於內，金氣不足，治以甘辛也。第藥味不從心肺，而主乎肝脾者，是陽從脾以致津，陰從肝以致液，各從心肺之母以補之也。人參痲仁之甘以潤脾津。生地阿膠之鹹苦以滋肝液，重用地冬之濁味，恐其不能上升。故君以炙甘草之氣厚，桂枝之清揚，載引地冬上承肺燥，佐以清酒，芳香入血，引領地冬歸心復脈，仍使以薑棗和營衛，則津液悉上供心肺矣。喻嘉言曰，此仲景傷寒門中，邪少虛多之聖方也。仲景方每多通利，於此處特開門戶，重用生地，再借用麥冬手經藥者，麥冬與地黃人參，氣味相合，而脾胃與心經，亦受氣相交，脈絡之病，取重心經，故又名復脈湯。

附一 千金生脈散

【主治】治熱傷元氣，倦怠，口乾出汗。

【本方】人參五錢　麥冬三錢　五味子三錢

【用法】水二鍾，煎八分，隨時服。

前散方之歌訣及方註

生脈麥味與人參，保肺清心治暑淫：東垣曰夏月火旺剋金，當以保肺爲主。清晨服此，能益氣而祛暑也。徐靈胎曰，此治傷暑之後，存其津液，庸醫即以之治暑病，誤甚。觀方下治症，並無一字治暑邪者，近人不論何病，每用此方收住邪氣，殺人無算。

氣少汗多兼口渴，病危脈絕急煎斟：汪訒庵曰，人有將死脈絕者，服此能復生之，其功甚大。柯韻伯曰，仲景治傷寒，有通脈復脈二法。少陰病裏寒外熱，下利清穀，脈微欲絕者，製通脈四逆湯，溫補以扶陽。厥陰病，外寒內熱，心動悸脈結代者，製復脈湯涼補以滋陰。同是傷寒，同是脈病，而寒熱異治者，一挽坎陽之外亡，一清相火之內熾也。生脈散本復脈立法，外無寒，故不用薑桂之辛散，熱傷無形之氣，未傷有形之血。故不用地黃阿膠痳仁大棗，且不令其泥膈而滯脈道也。心主脈而苦緩，急食酸以收之，故去甘草而加五味矣。脈資始于腎，資生于胃，而會于肺。仲景二方，重任甘草者，全賴中焦穀氣以通之復之，非有待于生也，此欲得下焦天癸之元氣以生之。故不藉甘草之緩，必取資于五味之酸矣。王晉三曰，凡曰散者，留藥于胃，徐行其性也。脈者主于心而發源于肺，然脈中之氣所賴以生者，尤必資藉于腎陰，故以麥冬清肺經治節之司，五味收先天天癸之源，人參引領麥味，都氣于三焦，歸于肺而朝百脈，故曰生脈。

附二 喻氏資液救焚湯

【主治】治五志厥陽之火亢而為關格者

【本方】生地黃三錢取汁　麥冬二錢取汁　人參一錢五分人乳拌蒸　甘草一錢炙
阿膠一錢　胡麻仁一錢炒研　柏子七分炒　五味子四分
紫石英一錢打碎　滑石一錢打碎　寒水石一錢打碎　犀角三分磨沖
生薑汁二匙　西黃五釐研末

【用法】右除四汁及阿膠西黃，共八味。用泉水四茶杯，緩火煎至一杯半，去渣入四汁及阿膠，再上火略煎，至膠烊化斟出。調入西黃末，日中分二三次熱服，清晨先服八味丸三錢。

前湯方之歌訣及方註

資液救焚湯喻氏，五志陽升關格餌，生脈復脈二方兼，除却桂枝加柏子，寒水滑石紫石

英，犀角西黃薑汁使，清晨先服八味丸（八味丸編腎氣丸類）**日中泉水煎斟此：**此即復脈湯合生脈散，去桂枝加餘藥。方中大意，資液救焚四字，足以該之，而佐以八味丸者，取其通腎關之閉也。餘義詳見前進退黃連湯，然余嘗謂此方治上焦火炎液涸諸症，皆爲合式，不特關格一端也。

全書二十四類無腎氣丸類然則此書爲類不止二十四類尚非全帙也　晉笙註

華佗醫心系列2

王旭高醫書之一
退思集·類方歌註新編

WE002

原　　著：王旭高
編　　者：陳祈宏 醫師
封面設計：林士民
版面構成：方莉惠
總 策 劃：黃世勳
發 行 人：洪心容
出 版 者：文興出版事業有限公司
地　　址：台中市漢口路二段231號
電　　話：(04) 23160278
傳　　真：(04) 23124123
E-mail：wenhsin.press@msa.hinet.net
印　　刷：鹿新印刷有限公司
地　　址：彰化縣鹿港鎮民族路304號
電　　話：(04) 7772406
傳　　真：(04) 7785942
總 經 銷：紅螞蟻圖書有限公司
地　　址：臺北市內湖區舊宗路2段121巷28號4樓
電　　話：(02) 27953656
傳　　真：(02) 27954100
初　　版：西元2004年12月
定　　價：新臺幣280元整
ISBN：986-80743-3-9 (平裝)

郵政劃撥

戶名：文興出版事業有限公司　帳號：22539747

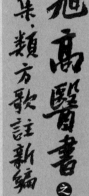

國家圖書館出版品預行編目資料

王旭高醫書之一 退思集.類方歌註新編 /
王旭高原著；陳祈宏主編.
-- 初版. -- 臺中市：文興出版, 2004〔民93〕
面； 公分. --
(華佗醫心系列：2)
ISBN 986-80743-3-9(平裝)
1. 方劑學(中醫)

414.6 93023109